Geburt positiv erleben

Hans Neumann • Barbara Maier

Geburt positiv erleben

Chancen und Grenzen moderner Entbindungsmöglichkeiten

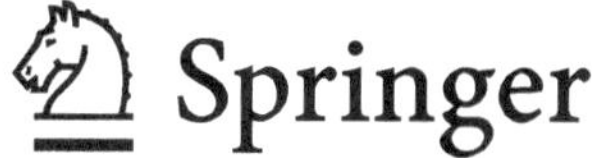

Hans Neumann
Leonding, Österreich

Barbara Maier
Geburtshilfliche-Gynäkologische Abteilung
Wilhelminenspital
Wien, Österreich

ISBN 978-3-662-58374-6   ISBN 978-3-662-58375-3   (eBook)
https://doi.org/10.1007/978-3-662-58375-3

Die Deutsche Nationalbibliothek verzeichnet diese Publikation in der Deutschen Nationalbibliografie; detaillierte bibliografische Daten sind im Internet über http://dnb.d-nb.de abrufbar.

Umschlaggestaltung: deblik Berlin
Fotonachweis Umschlag: © runzelkorn/stock.adobe.com

Springer ist ein Imprint der eingetragenen Gesellschaft Springer-Verlag GmbH, DE und ist ein Teil von Springer Nature.
Die Anschrift der Gesellschaft ist: Heidelberger Platz 3, 14197 Berlin, Germany

Vorwort

Dieses Büchlein soll Schwangeren dazu dienen, die Veränderungen in der Schwangerschaft und die Entwicklung ihres Kindes zu verstehen und sich auf die Geburt vorzubereiten.

Es speist sich aus den Erfahrungen jahrzehntelanger Schwangerenbegleitung von Hans Neumann aus der Perspektive eines niedergelassenen Frauenarztes und von Barbara Maier aus der Perspektive einer Geburtshelferin in einem Perinatalzentrum.

- Hans Neumann hat Symposien mit dem Titel „Gebären – Lust und Leid" organisiert, um die Begleitung der schwangeren Frauen und Gebärenden mit allen Dimensionen einer biopsychosozialen Herangehensweise den Hebammen und Geburtshelfern[1] nahezubringen. Er hat in den 40 Jahren seines Arztseins Erfahrungen mit geburtshilflichen Entwicklungen wie auch Fehlent-

---

[1] Aufgrund der besseren Lesbarkeit haben wir in dem Buch gelegentlich auf das Gendering verzichtet, möchten jedoch ausdrücklich darauf hinweisen, dass Personenbezeichnungen für beide Geschlechter gelten.

wicklungen gemacht und sie hinsichtlich positiver wie negativer Auswirkungen für Schwangere und Gebärende sowie deren Kinder analysiert.

- Barbara Maier hat sich neben ihrer geburtsmedizinischen Tätigkeit mit pränataler Psychologie, dem Fetal Programming und der transgenerationellen Bedeutung von Geburtshilfe auseinandergesetzt, die für die Schwangerenbegleitung und die Geburt eine große Rolle spielen.
- Gemeinsam waren Hans Neumann und Barbara Maier Jahrzehnte in der Österreichischen Gesellschaft für Psychosomatik in Gynäkologie und Geburtshilfe tätig und haben sich dort mit ihren Erkenntnissen eingebracht.

Schwangerschaft und Geburt sind wesentliche Phasen weiblicher Identitätsbildung und somit auch Einübung in späteres Muttersein. Sie beinhalten auch wichtige Erfahrungen für werdende Väter. Diese in die Schwangerschafts- und Geburtsbegleitung miteinzubeziehen, ist nicht nur für Frauen hilfreich, sondern auch für die Paarbeziehung und spätere Triangulierung. Für das Kind sind Schwangerschaft und Geburt im Sinne von Fetal Programming von großer Bedeutung. Das Kind „erlebt" seine Geburt und formiert sein psychosomatisches Selbst.

Schwangerschaft und Geburt werden in den Frames – den Rahmen, die bestimmte Aspekte einer Realität betonen und andere außer Acht lassen – von Geburtsschmerz, Kontrollverlust und Sectiowunsch debattiert. Diese Frames sind nicht die einzigen, die Frauen und ihre Partner sowie deren Kinder zu Schwangerschaft und Geburt kennen sollten.

Wir haben uns um eine möglichst ideologiefreie Darstellung von Schwangerschaft und Geburt bemüht, um das, was für Frauen nützlich und erleichternd sein kann und zu positivem Geburtserleben führt.

Gerade die derzeitige Debatte um Gewalt im Kreißsaal zeigt, dass eine notwendige Intervention auch als Eingriff empfunden werden kann, der den „natürlichen" Ablauf stört. Deshalb sollten medizinisch nachvollziehbare Indikationen für Eingriffe bestehen. Die Errungenschaften modernerer Geburtsmedizin sind dort einzusetzen, wo Gefahren von Mutter und Kind abgewehrt werden müssen.

Die Autonomie der Frau bezieht sich nicht nur darauf, schmerzhafte und leidvolle Geburten über die Wahl eines Kaiserschnitts vermeiden zu können, sondern auch darauf, Unterstützung für eine Geburt aus eigener Kraft bekommen zu können.

Die Geburt ist eine Grenzerfahrung einer körperlichen und seelischen Extremsituation. Sie kann aber wohl auch als Bereicherung angesehen werden.

Uns, den Autoren dieses Büchleins, ist es wichtig, Schwangere so zu informieren, dass sie vorurteilsfrei ihre beste Möglichkeit des Gebärens und Entbunden-Werdens kennenlernen. Andererseits wollen wir sie ermutigen, sich auf die Grenzerfahrung des Zur-Welt-Bringens ihres Kindes einzulassen, weil moderne Geburtshilfe so sicher wie nie zuvor geworden ist.

Alles Gute dazu wünschen Ihnen

Hans Neumann   Barbara Maier
Leonding, Österreich   Wien, Österreich

Inhaltsverzeichnis

1

Gebären – Lust und Leid

Gebären und geboren werden war über Jahrtausende für Mutter und Kind gefährlich und mit Angst besetzt. Erst im vergangenen Jahrhundert hat sich dank des medizinischen Fortschritts die Situation der Gebärenden verbessert.

In den 70er-Jahren des vorigen Jahrhunderts kam es zu einer fast revolutionären Veränderung. Die medizinische Betreuung und Überwachung der Schwangerschaft und vor allem der Geburt hatten mit dem Mutter-Kind-Pass, den Ultraschalluntersuchungen, der fortlaufenden Kontrolle des kindlichen Befindens mittels Cardiotokogramm (CTG) während der Geburt einen vorläufigen Höhepunkt erreicht. All dies diente der Sicherheit von Mutter und Kind. Zugleich hatten die Frauen die Psychoprophylaxe als Einflussfaktor auf ihr Geburtserleben entdeckt (Geburtsvorbereitungen nach Dick-Read, Lamaze usw.). Eine Bewegung, die sich „sanfte Geburt" nannte und von F. Leboyer ausgelöst wurde, gewann an Bedeutung. Schwangere entschieden sich für Geburtsabteilungen, in denen ihr Erleben im Vordergrund stand. Das führte zu einer Verbesserung der geburtshilflichen

© Springer-Verlag GmbH Deutschland, ein Teil von Springer Nature 2019
H. Neumann, B. Maier, *Geburt positiv erleben*,
https://doi.org/10.1007/978-3-662-58375-3_1

Rahmenbedingungen. Diese Aufbruchsstimmung hielt einige Jahre an, ließ aber nach anfänglicher Begeisterung zunehmend nach. Was war passiert?

Die Erwartungen, welche mit dem Begriff „sanfte Geburt" verbunden wurden, konnten nicht erfüllt werden. Vieles von diesem Gedankengut blieb in Äußerlichkeiten stecken. Gleichzeitig konnte die Geburtsmedizin Angebote machen, die das Gebären erleichterten und sicherer machten. Überdies konnte der sog. Kreuzstich den Geburtsschmerz wirksam beseitigen und der Kaiserschnitt langwierige und leidvolle Geburten verhindern.

Die Geburtsmedizin hat zu einer hohen Sicherheit für Mutter und Kind geführt. Das Sicherheitsdenken beherrscht unser Denken heute so sehr, dass ein an sich gesunder Zustand zum Mittelpunkt einer intensiven medizinischen Betrachtung und Behandlung geworden ist. Schwangerschaft und Geburt wurden und werden zunehmend pathologisiert. Da ist kaum mehr Platz für Freude oder gar Lust, im Gegenteil, neue Ängste entstehen, und Verunsicherung macht sich breit. Das Geburtserleben der Frau ist dabei nicht mehr Thema.

Damit sind wir beim Thema dieses Büchleins und dem etwa kuriosen Titel des Einleitungskapitels „Gebären – Lust und Leid". Es geht um das Geburtserleben der Frau. Dieses hat sich immer schon im Bereich zwischen Lust und Leid bewegt und war bis vor gar nicht langer Zeit näher beim Leid angesiedelt. Und heute? Niemals zuvor in der Menschheitsgeschichte haben Frauen eine so große Chance auf ein positives Geburtserleben gehabt. Dank moderner Geburtshilfe muss heute keine Frau mehr, von Schmerzen geplagt, leidvoll gebären.

Es ist also höchste Zeit, das Geburtserleben zum zentralen Thema zu machen! Immerhin ist die Geburt eine Grenzerfahrung des Lebens. Wie aber kann eine Grenzerfahrung wie die Geburt positiv erlebt werden? Bisher haben Ängste vor der Geburt und den oft auch leidvollen Stunden des Gebärens dies in den meisten Fällen verhindert oder zumindest erschwert. Heute muss keine Frau mehr Angst vor Tod oder schwerer Schädigung ihres Kindes haben. Und keine Frau muss leidvolles Gebären fürchten. Frauen können sich auf den Weg vom Leid in Richtung Lust machen. Gebären wird niemals leicht sein. Es erfordert aber eigene Aktivität und Anstrengung. Doch Anstrengung ist nicht gleichzusetzen mit Leid. Vielleicht steht am Ende nicht eigentlich Lust, sondern Triumph, die Geburt geschafft zu haben.

Dazu müssen Frauen vorurteilsfrei die ganze Bandbreite an Möglichkeiten des Gebärens kennenlernen. Für welche Form des Gebärens sich die individuelle Frau entscheidet, liegt bei ihr, sofern die medizinischen Voraussetzungen dies erlauben.

Dieses Büchlein möchte zeigen, welche Möglichkeiten Frauen heute haben, zu einem positiven Geburtserleben zu kommen. Jedes Kapitel will Steine auf einem Leidensweg beseitigen. Die Möglichkeiten, die die moderne Geburtshilfe bietet, das bessere Wissen um den Ablauf der Geburt, die Erfolge der geburtsvorbereitenden Methoden wie Atmung und Entspannung, die Hilfe des Partners bei der Geburt, die Ideen der „sanften Geburt", aber auch das Wissen um das Erleben des Kindes im Mutterleib sind hilfreich. Angst vor einer schmerzvollen Geburt braucht keine Frau mehr zu haben, die hilfreichen Maßnahmen der modernen Geburtshilfe sind jederzeit einsetzbar. Deshalb können sich Frauen heute mehr denn je auf ihr Geburtserleben konzentrieren. Es ist also höchste Zeit, dass sich alle, die sich mit Geburtshilfe befassen, intensiv auch mit der Frage beschäftigen, wie Frauen bei der positiven Bewältigung ihrer Geburt geholfen werden kann.

2

Geburtshilfe heute – eine positive Bilanz für die Autonomie von Schwangeren

2.1 Gebären – Lust und Leid!?

Auch wenn „Gebären" nur Teil eines Ganzen ist, das viele Monate dauert, so sind die Stunden der Geburt eine besonders intensive Phase. Es ist hilfreich, sich schon im Vorfeld bewusst zu machen, welche Geburtsmöglichkeiten eine Schwangere hat.

Bis vor gar nicht langer Zeit hatten Frauen kaum eine Wahl. Noch bis in die Mitte des 20. Jahrhunderts musste „normal" geboren werden, also über den biologisch vorgesehenen Weg. Während heutzutage die meisten Geburten in Krankenhäusern stattfinden (über 97 %), waren noch bis in die 1. Hälfte des 20. Jahrhunderts Geburten zu Hause mit einer Hebamme üblich. Krankenhäuser und geburtshilfliche Abteilungen waren in den europäischen Ländern schon seit einigen Jahrhunderten zugänglich, keineswegs aber für alle. Die „Gebäranstalten" des 19. Jahrhunderts mussten vor allem von Frauen aus ärmeren Gesellschaftsschichten auf-

© Springer-Verlag GmbH Deutschland, ein Teil von Springer Nature 2019   **5**
H. Neumann, B. Maier, *Geburt positiv erleben*,
https://doi.org/10.1007/978-3-662-58375-3_2

gesucht werden. Das Risiko einer Infektion und des darauf zumeist folgenden Todes im Wochenbett war in diesen deutlich höher als zu Hause. Erst in der 2. Hälfte des 19. Jahrhunderts wurde das Problem von Semmelweis erkannt. Es dauerte noch Jahrzehnte, bis sich seine Erkenntnisse durchgesetzt haben. Viele Frauen ließen sich deshalb lieber zu Hause von einer Hebamme betreuen. Abgesehen von einer größeren Routine der ärztlichen Geburtshelfer waren die Möglichkeiten bei Problemen zu helfen in Krankenhäusern auch nicht viel größer als bei einer Hausgeburt.

Noch am Beginn des 20. Jahrhunderts mussten Frauen damit rechnen, dass sie ihre Gesundheit, eventuell auch ihr Leben durch eine Schwangerschaft riskierten. In vielen Erzählungen und Romanen wird dies beschrieben. Als Beispiel ein Zitat aus „Dr. Katzenbergers Badreise" von Jean Paul aus dem 19. Jahrhundert: Theoda, Katzenbergers Tochter, verabschiedet sich von ihrer schwangeren Freundin Bona, weil sie ihren Vater auf seine Badreise begleiten wird. Sie sagt:

> …. „O, wie wollt' ich noch zehnmal froher reisen, wär' alles mit Dir vorüber." „Dies ist leicht möglich," dachte Bona im andern Sinn, und zwang sich sehr, die wehmütigen Empfindungen einer Schwangeren, die vielleicht zwei Todespforten entgegengeht, und die Gedanken: dies ist vielleicht der Abschied von allen Abschieden, hinter weinende Wünsche zurückzustecken, um ihr das schöne Abendrot ihrer Freude nicht zu verfinstern.

Probleme bei einer Geburt konnten damals nur durch Anwendung schwieriger und gefährlicher Methoden angegangen werden. Der Ausgang einer Geburt, die nicht problemlos verlief, war dramatisch und bedrückend, nicht nur für Frauen aus ärmeren Schichten. Der erschütternde Bericht über die Geburt des letzten deutschen Kaisers lässt keinen Zweifel daran, dass unphysiologische Geburtsverläufe Frauen aller Schichten schwer treffen konnten.

Über Jahrtausende sind Frauen und Kinder wegen unlösbarer Probleme unter der Geburt gestorben oder haben schwere Schädigungen davongetragen. Kein Wunder also, dass Schwangerschaft und Geburt immer schon mit großen Ängsten verbunden waren.

2.2 Wie ist die Situation in Mitteleuropa heute?

Das Risiko, dass eine Frau in der Schwangerschaft oder bei der Geburt gesundheitliche Schäden erleidet oder stirbt, ist sehr gering. Das gleiche gilt für das Kind. Im medizinischen Sprachgebrauch heißt das **Morbiditäts- bzw. Mortalitätsrisiko***. Für Mutter und Kind sind die Risiken heute so gering, dass sie kaum mehr weiter verringert werden können. Es gibt keine Zeitspanne, in der Menschen (ungeborene Kinder und werdende Mütter) gesundheitlich sicherer sind als in der Schwangerschaft und bei der Geburt.

Wie war eine solche Entwicklung möglich? Begonnen hat alles mit der Verbesserung der Lebensbedingungen: ausreichende Ernährung, bessere Wohnverhältnisse, gesündere Lebensweise, Hygiene und wirksame Medikamente. Das Gesundheitswesen hat sich in allen Bereichen entwickelt und steht heute jedem uneingeschränkt zur Verfügung.

Eine frühzeitig einsetzende und kontinuierliche Schwangerenbetreuung wie die Verlagerung der Geburten in Krankenhäuser haben diese großen Fortschritte möglich gemacht. Hebammen und Ärzte, und zwar nicht nur Geburtshelfer, sondern auch Kinderärzte und Narkoseärzte haben dazu beigetragen. Risiken können heute frühzeitig erkannt und rechtzeitig behandelt werden. Neue Techniken wie der Ultraschall in der Schwangerschaft, verbesserte Kaiserschnitt-Operationsmethoden, risikoarme Spinalanästhesie lassen

Geburtshelfer Risiken nicht nur früher entdecken, sondern bei notwendigen Eingriffen auch risikoärmer tätig werden. Komplizierte geburtshilfliche Eingriffe kommen kaum mehr zur Anwendung. Kinder, die dennoch unter erschwerten Bedingungen geboren werden und Probleme in den ersten Tagen, Wochen oder Monaten haben, werden von Kinderärzten so betreut, dass ihre Chancen, gesund aufzuwachsen, viel größer sind als noch vor wenigen Jahrzehnten.

Die Entwicklung der operativen Geburtshilfe hat dazu geführt, dass in Notsituationen Frauen und Kindern umgehend geholfen werden kann. Der Kaiserschnitt wurde als letzter Ausweg zwar schon im ausgehenden 19. Jahrhundert eingesetzt, war aber so risikoreich, dass er noch bis in die erste Hälfte des 20. Jahrhunderts kaum zur Anwendung kam. Das Mortalitätsrisiko für die Mutter war relativ hoch. Vor allem Probleme mit der Narkose bremsten die operativen Eingriffe. Erst in den letzten 50 Jahren hat sich das Risiko, an einer Narkose zu sterben (sog. „Mortalitätsrisiko") deutlich verringert.

Heute ist der Kaiserschnitt kein operatives Problem mehr, die Narkose keine Gefahr mehr. Auch die Wundheilung verläuft im Allgemeinen ohne Probleme. So kann Frauen und Kindern bei Problemen, die während der Geburt auftreten, nachhaltig und rasch geholfen werden. Komplizierte geburtshilfliche Eingriffe wie Zangengeburten haben sich deutlich reduziert. Keine Frau muss mehr um ihre Gesundheit oder die ihres Kindes fürchten.

In dieser Sicherheit können Frauen heute entscheiden, wie sie ihr Kind auf die Welt bringen möchten. Sie können grundsätzlich zwischen einem Kaiserschnitt oder einer sogenannten natürlichen Geburt wählen. Die Möglichkeit der Entscheidung erlaubt es, dass heute keine Frau mehr einen „leidvollen Weg" des Gebärens gehen muss.

Die Schmerzbehandlung hat enorme Fortschritte gemacht hat. Dank des **Kreuzstiches (Epiduralanästhesie)** kann heute eine fast schmerzlose Geburt garantiert werden. Dieser Eingriff ist allerdings nur in einem Krankenhaus durch einen Narkosearzt durchführbar.

Eine Schwangere kann sich fragen: Wie soll ich gebären, wo soll ich entbunden werden?

2.3   Die „natürliche" Geburt

Was bedeutet eigentlich „natürliche Geburt"? Jede Geburt ist ein einzigartiges Ereignis, und das Erleben von Geburt ist von vielen Faktoren abhängig. Gebären ist Aufgabe der Frau. Die Umwelt nimmt mehr oder weniger daran teil – als werdende Väter, als Familie, als Geburtshelfer, als Gesellschaft. Auch sie haben Einfluss auf das Erleben der Frau. Frauen haben zu allen Zeiten und in allen Kulturen unterschiedliche Erfahrungen mit dem Gebären gemacht. So gesehen hat es die „natürliche Geburt" nie gegeben, sie ist immer auch eine „kultürliche". Alle Maßnahmen um dieses Ereignis sind nicht „natürlich", sondern kulturabhängig, also „kultürlich".

Im Allgemeinen bezeichnet der Begriff „natürliche Geburt" den biologisch vorgesehenen Weg, den das Kind durch Becken und Scheide nimmt, um seinen ersten „Wohnort", die Gebärmutter, zu verlassen.

Wo kann eine Frau heute ihre Geburt so erleben, dass der biologische, von der Natur vorgesehene Weg bestmöglich beschritten wird?

2.4   Die Hausgeburt – zu Hause gebären

Auch wenn Hausgeburten seltener geworden sind (ca. 2 %), gibt es auch heute noch Hebammen, die bereit sind, Gebärende zu Hause zu betreuen.

Die Vorteile einer Hausgeburt sind bekannt: Die Schwangere hat eine Bezugsperson, die Hebamme, die sie während der Schwangerschaft und Geburt begleitet. Die Beziehung zu ihr gibt der Gebärenden ein Gefühl von Geborgenheit und Unterstützung. Die Gebärende kann in ihrer Umgebung bleiben, dort, wo sie sich „zu Hause" fühlt. Dies kann wesentlich zur Entspannung und zum Gelingen einer Geburt beitragen. Die Gebärende sollte loslassen, sich öffnen können. Jede Art von Verspannung, Verkrampfung beeinträchtigt den Geburtsvorgang.

Mehr als 80 % der Geburten könnten „normal" verlaufen, also ohne medizinisches Eingreifen. Es ist richtig, dass die zunehmende Medikalisierung von Schwangerschaft und Geburt dazu beigetragen hat, dass die Rate an Kaiserschnitten drastisch gestiegen ist. Schwangere fühlen sich zu Recht nicht „krank", sondern gesund. Manche haben Ängste, dass medizinische Eingriffe vorgenommen werden, schon deswegen, weil sie in einem „Krankenhaus" gebären.

Ängste rund um die Geburt sind für den Geburtsverlauf nachteilig. Jede Verringerung von Angst wirkt sich positiv aus.

Das Geburtserleben bei einer Hausgeburt soll laut Berichten viel intensiver sein. Zweifellos ist eine gelungene Hausgeburt etwas ganz Besonderes. Es gibt also viele Gründe, die für eine Hausgeburt sprechen. Aber die Gebärende sollte sich darüber im Klaren sein, dass sie dabei auch ein gewisses Risiko eingeht. Wir werden dem Thema „Risiko" und seinem Einfluss auf Entscheidungen noch oft begegnen. Bei einer Hausgeburt kann es zu unvorhergesehen Problemen kommen, die dort oft nicht rasch und zufriedenstellend gelöst werden können. Da es nicht unsere Absicht ist, Ängste zu schüren, gehen wir nicht näher darauf ein, auch deshalb, weil sie selten auftreten. Auf jeden Fall sollten Schwangere und Hebamme diesbezüglich nicht die Augen verschließen. Es sollte ein Plan „B" für eventuell auftretende Probleme vorab besprochen werden.

Wesentliche Fragen sind dabei zu klären:

- Wann ist die Hebamme zu verständigen?
- Wie lange braucht sie bis zu ihrem Eintreffen?
- Wie lange dauert es, bis die Gebärende in einem Krankenhaus ist?
- Ist eine Rettung rasch vor Ort?
- Gibt es eine Absprache zwischen Hebamme und Entbindungsstation?

Hausgeburt

Zusammenfassend kann zur Hausgeburt festgestellt werden: Sie hat den Vorteil eines entspannenden Zuhauses, aber den Nachteil eines höheren Risikos bei auftretenden Problemen. Dieses Risiko kann bei guter Vorsorge zwar verringert, aber nicht ausgeschlossen werden.

2.5 Im Entbindungsheim

Das Thema Entbindungsheim können wir rasch abhandeln, einerseits, weil es kaum mehr Entbindungsheime gibt, andererseits, weil sie im Wesentlichen das Gleiche wie die Hausgeburten anbieten.

Entbindungsheime werden von Hebammen geleitet, die dort in kleinem Rahmen Gebärende „empfangen" und während der Geburt betreuen. Wie bei der Hausgeburt besteht der Vorteil darin, dass die Gebärende die Hebamme persönlich kennt. Die Betreuung während der Geburt erfolgt allein durch diese Hebamme ohne Fremdpersonen und ohne „Technik". Die Gebärende ist aber auch dort nicht

„zu Hause". Und bei Auftreten eines Problems kann auch im Entbindungsheim nicht kompetenter geholfen werden als bei einer Hausgeburt.

2.6   Im Krankenhaus

Heute finden die meisten Geburten in Krankenhäusern statt. Mehr als 97 % der Frauen entscheiden sich für eine Geburt in einer medizinischen Einrichtung. Das hat mit dem hohen Sicherheitsanspruch in unserer Gesellschaft zu tun. Es hat sich aber in den vergangenen Jahrzehnten auch in den Krankenhäusern vieles verändert. Es gibt Abteilungen, die versuchen, hausgeburtsähnliche Bedingungen auch im Krankenhaus zu verwirklichen.

Den früher üblichen großen Kreißsaal gibt es schon lange nicht mehr, auch nicht die in den 70er-Jahren modern eingerichteten Entbindungsstationen, wo die Gebärenden fortlaufend mit technischen Geräten (**Herzton-Wehenschreiber***) überwacht wurden. Zumeist hatten die Frauen zwar eigene „Zimmer" oder „Kojen", aber diese waren gar nicht „heimelig". Heute haben die Gebärenden ihren eigenen Raum, der „wohnlich" eingerichtet ist. Technisch-medizinische Geräte sind nicht mehr im Blickfeld, können aber bei Bedarf rasch zur Anwendung gebracht werden.

Es gibt auch Abteilungen (z. T. namhafte und große), in denen sich die Gebärende – sofern kein Risiko vorliegt – für eine sog. „Hebammengeburt" entscheiden kann. Sie wird von Hebammen betreut, ärztliche Begutachtung oder Hilfe wird bei einem Problem angefordert.

Zur Geburt können Gebärende heute von ihrem Partner oder von einer anderen gewünschten Person (Freundin, **Doula***) begleitet werden. Nach der Geburt werden Mütter nicht mehr von ihren Kindern getrennt. Wöchnerinnen müssen nicht mehr Tage im Krankenhaus bleiben, sondern können auf Wunsch Stunden nach der Geburt oder auch 1–2 Tage später nach Hause gehen. Dazu braucht es nur eine Bedingung: eine nachbetreuende Hebamme.

Die wünschenswerte kontinuierliche Betreuung vor, während und nach der Geburt durch ein und dieselbe Hebamme scheitert oft an der Diensteinteilung. Es kann vorkommen, dass Gebärende mehrere Hebammen in Abhängigkeit von Dienstplan und Dauer der Geburt erleben.

In manchen Abteilungen gibt es eine sogenannte Wahlhebamme, eine Hebamme des Vertrauens, die die Frau in die Klinik begleitet und entbindet. So kann die persönliche Beziehung zur Hebamme wie bei einer Hausgeburt mit der Sicherheit einer Institution kombiniert werden.

Die Situation einer Hausgeburt in einer Geburtsklinik herzustellen, wird kaum gelingen. Die dortigen Rahmenbedingungen werden für jede Frau „ungewohnt" bleiben (dies gilt auch für Entbindungsheime).

In den vergangenen Jahrzehnten hat sich in den Gebärkliniken vieles verändert. Wahrscheinlich ist dies auch ein Grund, warum immer mehr Geburten dort stattfinden.

2.7 Kaiserschnitt

Es wurde schon darauf hingewiesen, dass der Kaiserschnitt noch bis vor wenigen Jahrzehnten einen Noteingriff darstellte. Dank der Entwicklung der Narkosetechnik und der Operationsmethoden ist der Kaiserschnitt heute keine Bedrohung mehr – weder für die Mutter noch für das Kind. Manche Geburtsmediziner stellen die Frage, ob der Kaiserschnitt nicht wesentlich risikoärmer als die „natürliche" Geburt sei. Die Diskussion dazu ist nicht abgeschlossen. Tatsache ist, dass Schwangerschaften auch mit gering erhöhrem Risiko heute überwiegend mit Kaiserschnitt beendet werden.

Außerdem überlässt die Geburtsmedizin den Frauen immer mehr die Entscheidung, in welcher Form sie ihre Schwangerschaft beenden möchten. Frauen können sich für einen Wunschkaiserschnitt entscheiden, auch wenn vom Verlauf der Schwangerschaft oder den kindlichen Gegebenheiten nichts gegen eine „natürliche" Geburt spricht. Nur wenige Entbindungsabteilungen stellen sich diesem Wunsch einer Frau entgegen.

Selbstverständlich findet ein Kaiserschnitt nur im Krankenhaus statt. Die Zahl der reinen Wunschkaiserschnitte ist sehr gering (<2 %). Die Mehrzahl der Schwangeren wünscht sich noch immer eine „natürliche Geburt". Viele Argumente, die für einen Kaiserschnitt sprechen, sind schwer zu widerlegen. Das gilt in erster Linie für das niedrige Risiko von Narkose und Operation. Es werden auch Gründe wie Planbarkeit, Schmerzarmut, Integrität des Becken-Scheiden-Damm-Bereichs genannt.

Auch für die Kinder ist Geburt eine traumatische Angelegenheit. Es werden Untersuchungen ins Treffen geführt, die darauf verweisen, dass Kinder nach Kaiserschnittgeburten weniger traumatisiert seien als auf „natürlichem" Weg geborene. Diese Studien werden sehr unterschiedlich bewertet. Vor allem die Fragen der Nachhaltigkeit sind noch nicht schlüssig beantwortet. So werden mögliche auf Kaiserschnitte folgende Unfruchtbarkeitsprobleme, Schwierigkeiten bei weiteren Schwangerschaften und Geburten sowie eine eventuelle Autoimmunproblematik bei Kindern heiß diskutiert.

Fazit

Faktum ist, dass Frauen heute die Möglichkeit haben, sich für einen Kaiserschnitt zu entscheiden. Das ist grundsätzlich auch in Ordnung, wenn sie nach gründlicher Aufklärung die Verantwortung für die Folgen selbst übernehmen.

3

„Sanfte Geburt" – ein irreführender Begriff

Gebären – Lust und Leid! So lautete der Titel vieler von Hans Neumann geleiteten Symposien in Linz. Zur Lust bei der Geburt passt der Begriff „sanfte Geburt", da er in uns eine positive Vorstellung, die wir nur allzu gerne in uns aufnehmen, weckt. Dies geschah auch, als dieser Begriff Anfang der 70er-Jahre des 20. Jahrhundert aufkam. Er hat seitdem für viel Aufregung und Verwirrung gesorgt. Anfangs führten die Ideen der „sanften Geburt" zu einer „Revolution" in der Geburtshilfe. Viele positive Veränderungen verdanken sich der Idee der „sanften Geburt". Sie hat aber auch zu großen Enttäuschungen geführt.

Begonnen hat alles mit dem Buch von Frédérik Leboyer („Pour une naissance sans violence", 1974) und seinem Film mit dem gleichen Titel. Leboyer war als Geburtshelfer in Paris tätig. Von Anfang an wurden seine Ideen vor allem im deutschsprachigen Raum gründlich missverstanden. Eine ganze Generation von Frauen wurde wegen dieses Missverständnisses, gebären sei „sanft", enttäuscht. Letztlich hat die moderne Geburtsmedizin von dieser Enttäuschung

© Springer-Verlag GmbH Deutschland, ein Teil von Springer Nature 2019 **15**
H. Neumann, B. Maier, *Geburt positiv erleben*,
https://doi.org/10.1007/978-3-662-58375-3_3

profitiert: Die Versprechungen vieler Vertreter der Geburtsmedizin haben sich erfüllt, die Versprechungen der „sanften Geburt" nicht.

Schon die erste Übersetzung des Buches von Leboyer ins Deutsche legte den Grundstein für dieses Missverständnis. Die Herausgeber gaben dem Buch den Titel „Sanfte Geburt", auch mit dem Hintergedanken, es würde sich dadurch besser verkaufen. Später wurde der Titel auf „Geburt ohne Gewalt" korrigiert. Das ist schon richtiger, hat aber das Missverständnis nicht beseitigt. Im Französischen gibt es für „Geburt" zwei Ausdrücke: „Naissance" steht für die Geburt des Menschen, d. h. wie er geboren wird. „Accouchement" steht für den Geburtsakt der Frau, das Gebären. Aber diese Differenzierung ist meist nicht gemacht worden.

Das Buch und der Film waren ein Plädoyer für eine Geburt ohne Gewalt in Hinblick auf das Geborenwerden des Kindes und dessen „Geburtserleben". Es ging Leboyer nicht um das Gebären. Erst viel später hat er sich auch mit dem Thema „Frau bei der Geburt" befasst. Dazu waren seine Gedanken bei weitem nicht so aussagekräftig wie zum Geborenwerden des Kindes und seiner ersten Zeit nach der Geburt.

3.1 Die Geburt – aus „Sicht" des Neugeborenen

Leboyer hat in seinem Buch und seinem Film die erste Stunde des Neugeborenen nach der Geburt im Auge gehabt. Seine Botschaft, die deshalb nicht weniger sensationell und bedeutend war, zielte darauf ab, dass Geburtshelfer alles tun müssen, um die erste Zeit nach der Geburt für das Kind und seine Mutter so gewaltlos wie möglich zu gestalten. Diese erste Stunde des Übergangs vom intra- ins extrauterine Leben sollte als „sanfte Geburt" gestaltet werden.

Warum hat Leboyer den Begriff „gewaltlos" und nicht den Begriff „sanft" gewählt?

Das hängt mit der Geburtshilfe, wie sie damals üblich war, zusammen. Die Neugeborenen kamen sofort nach der Abnabelung in den Armen der Hebamme zum Untersuchungs-/Wickeltisch. Anschließend wurden sie gewaschen, angezogen und nochmals kurz der Mutter gezeigt, sofern diese nicht gerade bei der Wundversorgung oder eventuell noch von einer sogenannten Durchtrittsnarkose, die sie kurz vor dem Ende der Geburt bekommen hatte, betäubt war. Dann kamen die Kinder ins Kinderzimmer und wurden erst zum „Stillen" oder zur Flaschenernährung zu festgesetzten Zeiten zu ihren Müttern gebracht.

So gab es nach der Geburt keinen Kontakt von Mutter und Kind, keine Zeit für das Kind, sich an die neue „Umwelt" zu gewöhnen, kein erstes Anlegen, um den Stillprozess zu fördern, kein kontinuierliches Beisammensein von Mutter und Kind im Wochenbett, keine Kontaktmöglichkeit für den Vater, oft nur ein kurzer Blick durch eine Glasscheibe auf das von einer Kinderschwester präsentierte Kind.

Heute wird diese Vorgehensweise als unmenschlich bezeichnet. Sie war es auch. Damals gab es dafür Argumente, vor allem die Angst vor Infektionen. Erfahrene Geburtshelfer machten Aussagen wie: „man kann doch die Kinder nicht auf den schmutzigen Bauch der Mütter legen", „das Bad des Neugeborenen in einem normalen Wasserbecken kann Infekte begünstigen", „Väter haben bei Geburten nichts zu suchen, sie stören den Ablauf", „Frauen im Wochenbett können die Verantwortung für ihr Kind noch nicht übernehmen, diese trägt das Krankenhaus, und deshalb müssen die Kinder auf einer Kinderstation sein", „wer weiß, wie viele Infekte die Kinder bekommen würden, wenn sie bei den Müttern auf der Wochenstation wären" etc.

Dank Leboyer hat sich diese Sicht radikal geändert. Er hat uns bewusst gemacht, dass Neugeborene nicht erst mit der Geburt anfangen zu (er)leben. Dies war zwar schon vor seiner Zeit Ärzten und Wissenschaftlern, die sich mit dem pränatalen Leben und dem der Neugeborenen beschäftigt hatten, bekannt – aber dieses Wissen war weder in der Gesellschaft noch in der Geburtshilfe angekommen. Man war z. B. der Auffassung, dass Neugeborene nicht sehen können, also noch blind sind.

Kurzum – der Film und das Buch von Leboyer haben gravierende Veränderungen in der Geburtshilfe bewirkt, aber auch für Verwirrung gesorgt.

Von da an etablierte sich in den Köpfen vieler – sowohl schwangerer Frauen als auch Geburtshelfer – die Vorstellung von einer „sanften Geburt".

Es folgten Empfehlungen, wie eine „sanfte Geburt" zu fördern sei. Musik, Licht, Düfte hielten Einzug in die Entbindungszimmer, die wohnlicher und freundlicher gestaltet wurden. Väter durften nun dabei sein. Die Wassergeburt, bei der die Gebärende ihr Kind in einer Badewanne bekam, wurde als besondere Form der sanften Geburt gepriesen. Diese Veränderungen, von denen viele gut und notwendig waren, wurden auch als wesentliche Teile einer sanften Geburt „verkauft". Entbindungsstationen wetteiferten und überboten sich gegenseitig, um schwangere Frauen für sich zu gewinnen.

Diese Angebote vermittelten den Eindruck, dass durch sie die Geburt „sanft" erlebt werden müsse. Diese Vorstellung musste zu Enttäuschungen führen, sodass es kaum verwundert, wenn Frauen eher den Versprechungen eines Wunschkaiserschnittes als idealer Geburtsform glaubten. Es ist erstaunlich, dass dieser Trend nicht wesentlich stärker ist. Denn die Versprechungen des Wunschkaiserschnitts als einer planbaren, schmerzlosen, risikoarmen und sicheren Geburt für Mutter und Kind können gehalten werden – zumindest nach heutigem Wissensstand. Versprechungen der Vertreter einer „sanften Geburt" haben Frauen oft enttäuscht, weil die Realität gänzlich anders war.

„Sanfte Geburt"? Ja, wenn es sich um die erste Lebenszeit des Kindes nach der Geburt handelt. Nein, wenn es um das Gebären der Frau, den Geburtsakt und das Geborenwerden für das Kind geht.

Geburt als Extremsituation

Eine Geburt ist und wird für eine Frau immer eine extreme Herausforderung mit Anstrengung und Schmerzen sein – aber sie muss deshalb nicht zu einem Leidensweg werden. Schmerzen sind in vielen Fällen unvermeidlich, aber es geht auch um die Frage der Intensität und den Umgang mit ihnen, darum, wie sehr die Gebärende sich selbst helfen kann bzw. wie sehr ihr die GeburtshelferInnen dabei helfen können.

Geborenwerden ist eine Extremsituation. Es ist bisher nicht nachvollziehbar, was ein Kind dabei erlebt und wie es diese Belastung aushält. Aus seiner Gebärmutter, wo es warm und genährt herangewachsen ist, wird es plötzlich und ohne zu „wissen", was da vor sich geht, durch einen extrem engen „Kanal" gepresst. Es „weiß" nicht, wie es weitergeht, es „weiß" nichts von einer Geburt, von einem „Drinnen" und „Draußen". All das, was es in der Gebärmutter „gehört" und „erlebt" hat – und das war nicht wenig – hat zu seinem Kosmos gehört. Vieles wird es in sein Universum nicht eingeordnet haben – darin uns nicht unähnlich. Wenn wir in den Himmel schauen und die Sterne sehen, können wir auch den Kosmos nicht wirklich begreifen, wir wissen nicht, was „hinter" den Sternen ist. Die Geburt dauert, und wenn das Kind an der Grenze seiner Belastungsfähigkeit ist, wird es mit der letzten Presswehe in unsere Welt gedrückt und landet in einer fremden Umgebung. Es ist plötzlich laut, kalt und hell. All das tut weh! Zusammen mit dem bisher Durchgemachten muss das zwangsläufig dazu führen, dass dieses kleine Menschlein „wutentbrannt", weil delogiert, „schreien" muss. Und in den meisten Fällen tut es das auch! Die Fäuste geballt, die

Augen geschlossen, die Stirn gerunzelt liegt es da und schreit.

3.2 Die „sanfte Geburt" des Neugeborenen: seine erste Lebensstunde

Das Kind ist geboren, und jetzt, wenn es die Umwelt zulässt, geschieht ein Wunder! Das Neugeborene liegt warm und behütet am Bauch der Mutter, es spürt sie und erkennt ihren Herzschlag wieder, es riecht ihren Geruch, es wird gestreichelt und liebkost, es hört ihre Stimme und es weiß „ich bin nicht allein, das, was mich bisher begleitet hat, was bisher um mich herum war, ist immer noch da!" Und schon sehr bald wird es sich beruhigen, es werden sich die Hände öffnen und neugierig wird es die Umgebung betasten, die Stirn wird sich glätten, die Augen werden sich öffnen und wieder schließen, bis sie auch länger offen bleiben können, weil das Licht nicht mehr schmerzt. Es wird in den Augen der Mutter „versinken" und sich wohlfühlen. Und es wird seine Umgebung verstehen lassen: „ich bin da"! Das ist es, was mit „sanfter Geburt" gemeint ist.

Fazit

Die Gedanken Leboyers haben die Geburtshilfe verändert, sie haben dazu beigetragen uns bewusst zu machen, wie sehr wir es bei einer Geburt mit „Liebe" zu tun haben. Auch wenn wir feststellen mussten, dass die Fehlinterpretation seiner Idee zu Missverständnissen und Enttäuschungen geführt hat, so bleibt die Tatsache bestehen, dass viele positive Veränderungen in der Geburtshilfe durch seine Ideen angestoßen wurden. Für unseren Weg vom Leid zur Lust beim Gebären sind diese Gedanken sehr hilfreich, vor allem auch für die Ankunft des Neugeborenen in unserer Welt.

4

Das Seelenleben des Ungeborenen

Bei der Beschäftigung mit den Ideen der „sanften Geburt" haben wir versucht, dem, was ein Kind im Unterleib „erlebt", nachzuspüren. Nun wollen wir der Frage nachgehen, ob es schon ein intrauterines Seelenleben hat oder ob sich die „Seele" erst nach der Geburt entwickelt. Auch wenn eine Antwort auf diese Frage nicht befriedigend ausfallen kann, begleitet sie uns doch auf dem Weg zu einem vertieften Verständnis von Geburt.

Sigmund Freud war der Auffassung, dass der Mensch erst nach seiner Geburt ein Seelenleben entwickelt. Gustav Hans Graber (1973) und andere Schüler Freuds haben aber schon auf Anzeichen für ein Seelenleben beim Ungeborenen hingewiesen. Ihre Forschungsarbeit war lange Zeit nur auf Hypothesen oder Berichte schwangerer Frauen gestützt. Man versuchte, das beobachtete Verhalten der Neugeborenen und Kleinkinder in Verbindung zur pränatalen Entwicklung zu bringen.

Wenn nicht einmal Psychologen in der Beantwortung dieser Frage weiterkamen, dann ist es nicht erstaunlich, dass

© Springer-Verlag GmbH Deutschland, ein Teil von Springer Nature 2019 **21**
H. Neumann, B. Maier, *Geburt positiv erleben*,
https://doi.org/10.1007/978-3-662-58375-3_4

noch vor wenigen Jahrzehnten Geburtshelfer der Meinung waren, dass Kinder erst nach der Geburt ein Seelenleben entwickeln.

Dabei hat es die rigide Vorstellung, dass Ungeborene nichts von dem mitbekommen, was in ihrer Umwelt – sprich Mutter – vor sich geht, und all dies ohne Einfluss auf ihre Entwicklung sei, nie gegeben. Gegen Vorstellungen, dass Kinder im Mutterleib von allem abgeschottet, bis zur Geburt bloß körperlich heranwachsen, um dann ins Leben entlassen zu werden, hat schon Aristoteles an argumentiert: „Schwangere Frauen müssen für ihren Körper Sorge tragen, ihr Gemüt sollten sie aber von Sorge freihalten, denn das werdende Kind nimmt vieles von der es tragenden Mutter an, so wie die Pflanze von dem Erdreich, in dem sie wurzelt!" Also bereits im klassischen Altertum war man sich der Wechselwirkung von mütterlicher Befindlichkeit und Entwicklung des ungeborenen Kindes bewusst.

Noch älteren Ursprungs sind Empfehlungen indischer Kasten, Schwangere in ihrer Umgebung zu hegen und zu pflegen, ja zu „verwöhnen". Dies beeinflusse die Entwicklung des ungeborenen Kindes positiv. In vielen Kulturen gab es schon seit Urzeiten die Überzeugung, Kinder im Mutterleib würden am Leben ihrer Mütter teilhaben und davon beeinflusst. Dass diese Annahmen auf Vermutungen und Gefühlen beruhten und nur in seltenen Fällen durch wissenschaftliche Beobachtungen bestätigt werden konnten, macht sie nicht weniger relevant.

Auch in der Bibel gibt es Hinweise auf dieses Lebenswissen: So berichtet Lukas 1/41 „Als Elisabeth den Gruß Marias hörte, hüpfte das Kind in ihrem Leib".

Leider kam es aber auch zu einer negativen Besetzung dieses Weltwissens. Es zeigt sich im sog. „Verschauen". Wenn eine Frau ein fehlgebildetes Kind gebar, so wurde das damit erklärt, dass sie wahrscheinlich in der Schwangerschaft irgendeine Fratze gesehen hätte (z. B. in Kirchenkapitellen) oder wenn das Kind ein „Feuermal" trug, seine Mutter zu oft ins offene Feuer geschaut hätte. Wir Menschen neigen dazu, positive Erkenntnisse auch negativ zu besetzen.

Die technische Entwicklung erlaubte schließlich genauere Einblicke in das Leben und die Entwicklung der Ungeborenen. Fetale Herzfrequenzkontrollen, MRT, EEG-Aufzeichnungen der kindlichen Hirntätigkeit, und vor allem der Ultraschall bringen uns dem für uns über Jahrtausende unsichtbaren Geheimnis der Entwicklung des ungeborenen Menschen näher. In den letzten Jahrzehnten kamen Erkenntnisse der Gehirnforschung (der Neurobiologie; u. a. Hüther und Krens 2005) dazu.

Es ist heute gelungen, die körperliche fetale Entwicklung sichtbar zu machen. Wir wissen über die Entwicklung des Berührungs- und Tastsinns, des Geschmacks- und Geruchssinns, des Gehörs und des Sehens Bescheid. Mit Hilfe unserer Sinnesorgane nehmen wir ein Leben lang bewusst oder unbewusst an allem teil, was uns umgibt.

Heute müssen wir uns nicht mehr nur mit Hypothesen, Erlebnissen und Beobachtungen zufriedengeben, um daraus Schlüsse auf die pränatale Entwicklung des Menschen zu ziehen. Heute können wir die Entwicklung des ungeborenen Kindes beobachten, messen und sogar qualifizieren. Leider werden die Erkenntnisse dieser Forschungstätigkeit medial oft undifferenziert verbreitet. Dies führt dazu, dass falsche Hoffnungen geweckt und neue Ängste geschürt werden. Nur selten wird darauf hingewiesen, dass uns diese Erkenntnisse eigentlich beruhigen könnten.

Forschungsergebnisse können aufgezeichnet, hörbar oder sichtbar gemacht werden. Sie sind messbar und statistisch auswertbar. Es bleibt uns aber nicht erspart, das Gesehene, Aufgezeichnete, Gehörte zu interpretieren. Wir können die Ungeborenen nicht fragen, was sie empfinden, was sie spüren. Wir interpretieren ihre Verhaltensmuster.

Dieser Interpretation liegen unsere Lebenserfahrungen zugrunde. Wir legen dabei unser Erwachsenenschema an. Das Verhalten von Kindern im Mutterleib wird unterschiedlich emotional gefärbte Auslegungen zulassen. Oft erschreckt die Radikalität von Aussagen. (z. B. „Extremstress schon im Mutterleib!"). Mit derartigen Aussagen werden Schwangere konfrontiert. Sie rufen neue Ängste, den Anforderungen einer Schwangerschaft nicht genügen zu können, hervor. Perfektes Muttersein wird schon während der Schwangerschaft eingefordert, denn ein Kind leidet schon im Mutterleib, wenn es der Mutter schlecht geht, etc.

Wir werden im Folgenden versuchen, die vorgeburtliche Entwicklung des Kindes ohne vorschnelle Interpretation zu schildern.

4.1 Vorgeburtliche Entwicklung im Mutterleib

Nach der Befruchtung der Eizelle kommt es zu Zellteilungen. Die befruchtete Eizelle wandert durch den Eileiter in Richtung Gebärmutterhöhle. Schon jetzt muss sich der Embryo dagegen wehren, als „Fremdkörper", denn das ist er für den mütterlichen Organismus, auch wenn er von der Mutter noch so sehr erwünscht war, abgestoßen zu werden. Dies gelingt ihm durch Abgabe von „Signalstoffen" (Kleinstein 1991). In der Gebärmutter angekommen, muss er sich sein Versorgungsorgan, die **Plazenta***, den Mutterkuchen, aufbauen. Über diesen Weg holt er sich Nährstoffe und Sauerstoff und gibt seine Abfallstoffe ab. Dabei ist der Embryo aktiv. Er muss sich in die Wand der Gebärmutter „hineinfressen", soweit es ihm der mütterliche Organismus erlaubt. Wenn dieser ihm nicht rechtzeitig eine Grenze setzt, dann wird die Mutter „aufgefressen" –

wie es bei einem seltenen bösartigen Tumor der Plazenta der Fall sein kann, den wir Chorionkarzinom nennen.

Normalerweise kommt es zur Symbiose, in der sich das heranwachsende Kind nehmen darf, was es braucht. Der Embryo wächst sehr rasch und schon ab der 7. Schwangerschaftswoche (SSW) kann die Herzaktion im Ultraschall beobachtet werden. Ab der 8./9. SSW bewegt sich der Embryo, in der 12. SSW ist er ca. 9 cm lang und seine Bewegungen nehmen zu.

Die Sinnesorgane entwickeln sich, als erster der Tast- und Berührungssinn. Das kleine Wesen nimmt seine eigenen Bewegungen wahr, trainiert (Hüther und Krens 2005) und bemerkt auch Bewegungen seiner Umwelt. Es wird ein „Wiegen" empfinden, wenn die Mutter geht, es wird Bewegungen der Gebärmutter (Kontraktionen) spüren, aber auch die Pulsationen der mütterlichen Blutgefäße (Aorta, uterine Arterien). Diese Pulsationen gehen mit der mütterlichen Herzfrequenz einher, werden also je nach Ruhe- oder Erregungszustand der Mutter langsamer oder rascher empfunden.

Geschmacks – und Geruchssinn werden ausgebildet, und bis zur Mitte der Schwangerschaft wird sich das Gehörorgan so weit entwickelt haben, dass das Kind Geräusche aus dem mütterlichen Körper (Herzschlag, Darm), aber auch aus der Außenwelt (Stimmen, Alltagslärm) wahrnimmt. Für das Kind im Mutterleib gibt es kein Drinnen und Draußen. Alles, was es hört, ist Teil seines Universums. Die Stimme der Mutter nimmt eine Sonderstellung ein: Sie ist zur ständigen akustischen Begleitung geworden und wird zweifach wahrgenommen – durch die direkte innerkörperliche Übertragung und von außen über die Bauchdecke, die Gebärmutter, das Fruchtwasser. Alle von außen kommenden Geräusche müssen die schalldämmenden Barrieren, z. B. des Fruchtwassers, durchdringen und werden „gedämpfter" wahrgenommen.

Das Sehorgan wird erst im letzten Drittel der Schwangerschaft ausgebildet. Ab da wird das Kind „visuell" wahrnehmen. Es wird in der Gebärmutter, in der keine vollkommene Dunkelheit herrscht, seine Arme und Beine und deren Bewegung sehen.

Über den Tast- und Berührungssinn, aber auch über das Gehörorgan wird das Kind feststellen, dass sich in seiner Umwelt ständig etwas ändert. Einmal sind der Herzschlag und die Pulsationen der Blutgefäße rascher, einmal langsamer, einmal ist die Stimme der Mutter lauter, einmal leiser. Das noch nicht geborene Kind nimmt so an der Befindlichkeit der Mutter teil.

Es gibt noch eine weitere Information über die mütterliche Befindlichkeit, nämlich über die Plazenta, den Mutterkuchen. Die Plazentaschranke, von der wir noch vor wenigen Jahrzehnten dachten, dass sie einen absoluten Schutz bietet, ist äußerst durchlässig. Stoffe, die sich im mütterlichen Blut befinden, gelangen größtenteils auch in den kindlichen Kreislauf. So treten auch mütterliche Stresshormone wie Cortisol, Adrenalin usw. in den kindlichen Kreislauf über und bewirken an den entsprechenden kindlichen Organen die gleichen Reaktionen wie bei der Mutter – z. B. Beschleunigung des Herzschlags. Wir können annehmen, dass es auch noch andere Übertragungsmechanismen gibt, die heute noch nicht bekannt sind und deren Existenz wir aufgrund von Beobachtungen nur vermuten können (Reinold 1979).

4.2 Wissenschaftliche Untersuchung der intrauterinen Entwicklung

Es gibt unzählige Untersuchungen zur Entwicklung der Kinder im Mutterleib.

Schlaf

Die Schlafforschung hat den Beweis für die Gehirntätigkeit von Kindern im Mutterleib – zumindest im letzten Trimenon – erbracht. Wir unterscheiden den REM- („rapid eye movement") vom Nicht-REM-Schlaf. Ersterer dient der Erlebnisverarbeitung (Träume), letzterer der Erholung des Körpers und des Gehirns. So haben Neugeborene und Kleinkinder den höchsten Anteil an REM-Schlaf, nämlich ca. 50 %, Erwachsene nur mehr ca. 20 %. Auch Kinder im Mutterleib haben einen hohen Anteil an REM-Schlafphasen. Das bedeutet, dass sie erleben und Erlebnisse auch verarbeiten.

Geruchs- und Geschmacksinn

Das Forscherpaar Liley hat beweisen können, dass Kinder im Geschmacksbereich zwischen „angenehm" und „unangenehm" unterscheiden können. Sie führten an Ungeborenen Untersuchungen durch, um den **Rhesusfaktor*** zu bestimmen. Diesen zu kennen, ist notwendig, weil eine ungünstige Rhesuskonstellation der Eltern das Kind schädigen könnte. Dazu wurde Fruchtwasser entnommen, und man glaubte, dass die entnommene Menge ersetzt werden müsste. Die Lileys haben als Ersatz für das entnommene Fruchtwasser einmal „gesüßte Flüssigkeit" und ein anderes Mal „saure Flüssigkeit" zugeführt. Ungeborene trinken ihr Fruchtwasser. Nach der „süßen" Zufuhr haben sie deutlich mehr als nach der „sauren" Zufuhr getrunken. Der Geschmacks- und Geruchssinn ist schon früh entwickelt (ca. um die 16. SSW) und dient dem Kind später zur Erkennung seiner Mutter (beim Stillen).

Gehör

In einer anderen Untersuchung ging es um die Frage, ob schwangere Frauen unbedenklich bis zur gesetzlich vorgeschriebenen Mutterschutzfrist in Spinnereien arbeiten dürfen (Studie aus Vorarlberg, zitiert von Schindler auf der 3. Tagung der ISPP Salzburg 1975). Bekanntlich machen Spinnmaschinen großen Lärm. Schwangere Spinnereiarbeiterinnen wurden in der 27. SSW zu Versuchen eingeladen, bei denen die Feten Lärm ausgesetzt wurden, den ihre Mütter nicht mitbekamen. Erwartungsgemäß reagierten die Feten anfangs extrem erschrocken auf den Lärm (ihre Herzfrequenz stieg auf über 250 Schläge pro Minute), aber in den darauf folgenden weiteren Versuchsanordnungen gerieten sie nicht mehr so sehr „aus der Fassung". Sie hatten sich daran gewöhnt.

Es wurde auch der Frage nachgegangen, ob der auf Band aufgenommene Herzschlag der Mütter Neugeborene beruhigen würde – das Ergebnis war eindeutig positiv (Salk 1975).

Auch Musik hat eine Wirkung auf Kinder im Mutterleib. Sie kann beruhigen, aber auch in Unruhe versetzen. Schwangere berichten, dass sich ihr ungeborenes Kind bei angenehmer Musik beruhigt bzw. in den modernen Kinosälen mit oft überlauten Lautsprechern extrem unruhig wird und heftig um sich „boxt"!

Diese Untersuchungen zeigen uns, dass die Kinder im Mutterleib Sinneswahrnehmungen haben und Veränderungen in ihrem „Kosmos" bemerken. Diese können für sie angenehm oder unangenehm sein, sie stellen auf jeden Fall Stresssituationen – positiv oder negativ – dar. Und sie müssen lernen, damit umzugehen. Sie leben und erleben im Laufe der ersten 9 Monate ihres Daseins somit vieles, auch wenn sie von ihrer Umwelt abgeschottet zu sein scheinen.

Auf diese Erkenntnisse wurde reagiert. In den USA kam es zu sogenannten „universities for the unborn". Schwangere Frauen besuchten diese Kurse wie sonst Geburtsvorbereitungskurse. Dort wurde Musik gemacht, gesungen, eine Fremdsprache gesprochen, Texte laut gelesen, einfache Rechnungen laut durchgeführt. Was versprach man sich davon? Dass Kinder, die so „vorbereitet" wurden, schneller sprechen und rechnen lernten und früher Musik ausübten. Nach einigen Jahren war von diesem Vorsprung allerdings nichts mehr übrig (Verny und Kelly 1981).

In Japan wurde zur Beruhigung von Neugeborenen in Frühgeburtenstationen der Herzschlag der Mütter auf Band abgespielt. Diese Aufnahmen wurden den Eltern zum Kauf angeboten. Dadurch bekamen Babysitter die Möglichkeit, Kinder zu beruhigen, wenn die Eltern nicht da waren.

4.2.1 Konsequenzen aus den wissenschaftlichen Erkenntnissen

Die gesamte Entwicklung der sog. „sanften Geburt" ist eine logische Konsequenz dieser Erkenntnisse mit dem Ziel, Stress für Kinder nach der Geburt zu verhindern.

Kinder leben im Mutterleib nicht abgeschottet in einem Paradies. So falsch diese Idee für die Kindesentwicklung auch ist, so sehr hat sie die Vorstellung von der Geburt als Vertreibung aus dem Paradies, Abnabelung von der Mutter, lebenslanger Sehnsucht nach der Geborgenheit im Mutterleib gefördert. Diese Begriffe begegnen uns täglich, auch in der Psychologie.

Wir leben und erleben auch im Mutterleib das Leben, wie es ist, zwar „gefiltert", „unterstützt", aber auch stressreich. Ist Stress an sich schlecht? Braucht ein Mensch, um leben zu können, nicht ein gewisses Maß an Stress? Die Frage ist nicht so sehr, ob, sondern vielmehr wie viel Stress wir brauchen. Eine stressfreie Entwicklung des Ungeborenen ist von der Natur nicht vorgesehen. Es muss sich auf den Stress, den das Leben mit sich bringt, vorbereiten und lernen damit umzugehen Der Neurobiologe Hüther ist sogar der Meinung, dass dadurch das Leben für das ungeborene Kind in den ersten Monaten ungemein spannend sei (2005). Es ist „begeistert", so viel erkennen und lernen zu dürfen. Ungeborene Kinder scheinen diese Zeit zu genießen. Vielleicht sehnen wir uns deshalb oft nach ihr zurück. Wir durften lernen, ohne dass wir dazu angehalten wurden.

Was haben die Aufgaben der Stressbewältigung des ungeborenen Kindes mit seinem weiteren Leben zu tun?

In der Psychotherapie wird Menschen oft am besten geholfen, wenn sie in die Lage versetzt werden, auf Erfahrungen zurückzugreifen, mit denen sie schon früher Probleme lösen konnten (man nennt diesen Vorgang Ankern). Was hat diese Erkenntnis mit dem Leben im Mutterleib zu tun? Wenn Kinder im Mutterleib tatsächlich in einem Paradies leben würden, so hätten sie keine Erfahrungen mit Stressbewältigung. Diese brauchen sie aber, um mit schwierigen Situationen fertig zu werden, z. B. mit dem Geboren-Werden.

Wir sollten aber mit diesen Erkenntnissen möglichst behutsam umgehen und nicht voreilige Schlüsse ziehen. Es stimmt, dass Kinder im Mutterleib „lernen". Neurobiologen (u. a. Hüther und Krens 2005) haben festgestellt, dass Kinder im Mutterleib geradezu „lernbegierig" sind, aber, dass ihr Gehirn noch nicht so vernetzt ist, dass spezifische Erfahrungen als innere Repräsentanzen abgespeichert und bewusst aktiviert werden könnten. Wir müssen uns vor falschen Interpretationen hüten. Wir sollten der Natur gegenüber demütig und bescheiden sein und anerkennen, dass das, was wir über Jahrtausende nicht gewusst haben und was wir jetzt mit Hilfe von Technik sehen und entdecken, die Entwicklung der Menschheit nicht behindert hat – somit auch seinen „Sinn" hatte.

Tipp

Liebe ist möglicherweise die Konstante in unserem vorgeburtlichen Leben, die uns hilft, Stress nicht nur zu erleben, sondern mit ihm auch fertig zu werden. Es ist das Gefühl, angenommen zu sein, das uns Wärme und Zuwendung spüren lässt, sodass wir wachsen dürfen. In dem Universum, in dem wir leben, in der Umwelt, die wir erleben, wissen wir so, dass „Ja" zu uns gesagt wird.

Es ist bekannt, dass Kinder für ihre gedeihliche Entwicklung Liebe brauchen. Nicht alle, die ungeliebt sind, werden schwerwiegende Folgeschäden davontragen, aber fehlende Zuwendung erhöht das Risiko. Die Erkenntnisse der pränatalen Psychologie zeigen, dass auch Ungeborene emotional wachsen und allem Anschein nach „Liebe" spüren. Deshalb sollten auch wir uns in der Medizin wieder mehr auf das Thema „Liebe" einlassen. Vielleicht wäre es ein Anfang, wenn alle, die mit Schwangeren und Gebärenden zu tun haben, sich daran erinnern, dass sie dabei jemanden in einer Entwicklung begleiten, der Liebe braucht. Schwangeren dabei zu helfen, ist eine zutiefst menschliche Aufgabe.

Wir sind im Mutterleib nicht nur organisch gewachsen, sondern auch seelisch gereift. Wir haben mitgelebt, miterlebt und gelernt, mit Anforderungen umzugehen. Unser Leben beginnt schon weit vor der Geburt. Geburt ist der Übergang von einem Universum in ein anderes. Wir lernen bereits vor der Geburt, was wir vom Leben zu erwarten haben (Janus 2005a).

Fazit

Kinder sind prä- wie postnatale Subjekte, nicht nur Objekte eines Geburtsvorgangs. Auch sie sind unterwegs, gemeinsam mit ihrer Mutter. Das Leben hat Höhen und Tiefen. Vieles geschieht mit den Kindern im Mutterleib, vieles können sie selbst gestalten oder zumindest an der Gestaltung mitwirken. Frauen können heute unbeschwerter an das „Gebären" herangehen. Die Möglichkeiten, den Weg ohne großes Leiden zu beschreiten, sind größer denn je. Die Kinder sind dabei nicht nur „Gepäck", sie nehmen aktiv an dieser Reise teil. Je freudvoller die werdende Mutter ihre Schwangerschaft erlebt, je freudvoller sie auch der Geburt entgegensieht, desto freudvoller wird diese Zeit auch von ihrem Kind „erlebt" werden.

5

Partner bei der Geburt

Partner können seit wenigen Jahrzehnten die Gebärenden begleiten. Dies scheint nun aber fast zur „Pflicht" geworden zu sein. Viele glauben, dass dadurch ebenfalls ein wichtiger Schritt „weg vom einsamen Leiden bei der Geburt" gemacht worden ist. Ist das wirklich so?

Schwangerschaft und Geburt waren seit Urzeiten ausschließlich Leistungen der Frau und sind es bis heute geblieben. Die Schwangerschaft kann ihr nicht abgenommen werden, sie trägt das Kind, lässt es in sich wachsen, stellt sich ihm zur Verfügung – das Kind bedient sich nach Belieben. Sie erlebt die schönen, aber auch anstrengenden Seiten einer Schwangerschaft leibhaftig – kein Mann kann dies auch nur annähernd nachvollziehen. Auch die Geburt ist ihre Leistung und viel Arbeit. Wenn sie sich nicht für einen Kaiserschnitt entscheidet, der ihr die Geburtsarbeit abnimmt, so muss, darf, kann nur sie gebären. Alle anderen sind nur „dabei", nur sie handelt und/oder erträgt.

Es waren über Jahrtausende Frauen, die Schwangere und Gebärende begleiteten, Frauen, die selbst geboren

© Springer-Verlag GmbH Deutschland, ein Teil von Springer Nature 2019 **33**
H. Neumann, B. Maier, *Geburt positiv erleben*,
https://doi.org/10.1007/978-3-662-58375-3_5

hatten, über Erfahrung verfügten und Wissen weitergeben konnten. Nicht umsonst wurden sie als „weise Frauen" bezeichnet. Sie waren in diesen anstrengenden Stunden für die Gebärende da. Daraus entwickelte sich der Beruf der Hebamme. Die weisen Frauen wurden dann in der Zeit der „Hexenjagd" vor allem wegen ihres Wissens verfolgt. Dabei ging viel davon verloren.

Hauptaufgabe der Hebammen war und ist die Begleitung der Frau unter der Geburt. So sind Gebärende für Ansprache und Zuspruch in diesen schweren Stunden dankbar. Nur wenige Frauen haben den Wunsch, in dieser Zeit „allein gelassen" zu werden. Manchen Frauen ist es widerfahren.

Männer treten bei früheren Schilderungen zumeist erst in Erscheinung, wenn die Geburt vorüber ist und sie das Kind „präsentiert" bekommen. Auch das Wochenbett ist in vielen Berichten eine „männerlose" Zeit.

In den Geburtskliniken waren Frauen mit ihrer Geburtsarbeit häufiger allein. Die Hebammen hatten oft keine Zeit, während der Geburt ständig da zu sein. Sie hatten oft mehrere Gebärende gleichzeitig zu betreuen. Obendrein waren ihnen die Gebärenden „fremd", weil sie sie ja erstmals bei der Geburt sahen. So ist es auch heute noch. Abhilfe kann eine **Doula*** schaffen, eine Frau, die die Gebärende schon kennt und die nichts anderes zu tun hat, als für die Gebärende da zu sein.

Auch bei den Hausgeburten hatten Hebammen nicht immer Zeit, ständig da zu sein. Da sprangen Freundinnen oder Verwandte ein, die die Gebärende begleiteten. Wo aber waren die Männer?

Erst in der 2. Hälfte des 20. Jahrhunderts durften Partner, werdende Väter, bei der Geburt dabei sein. In Deutschland und Österreich dauerte dies besonders lange. Argumente gegen ihre Anwesenheit mussten erst widerlegt werden: Es war vor allem die Hygiene, die als Grund herhalten musste, aber auch Vorstellungen von Männern, die eine Geburt nicht aushalten und in Ohnmacht fallen würden. Als mögliche Spätfolgen wurden sexuelle Störungen befürchtet. Es darf natürlich nicht übersehen werden, dass die damals üblichen Kreißsäle für Familiengeburten nicht geeignet waren. Die Schaffung von Geburtszimmern, in denen die Gebärende „allein" sein konnte, führte zu einer offeneren Geburtshilfe.

In Österreich waren 1978 erstmalig werdende Väter in der Landesfrauenklinik Wels bei der Geburt anwesend. Einige Aussagen von Müttern und Vätern dieser ersten Partnergeburten sollen die damalige Stimmung wiedergeben:

> Es war für uns ein wunderbares Erlebnis, das wir stets in glücklicher Erinnerung behalten werden.

> Als dabei gewesener Gatte möchte ich sagen, dass es für alle Männer die Möglichkeit geben sollte, diese Stunden mit seiner Gattin erleben zu können. Nur so lernt man das Wunder einer Entbindung verstehen und die Leistung, die die werdende Mutti dabei vollbringen muss, schätzen!

> Die körperliche Mithilfe des Mannes ist zwar nicht groß, aber schon das Wissen, nicht allein gelassen zu werden, ist für eine Frau wichtig.

> Es mag vielleicht unglaublich sein, dass man eine Geburt als schönes Erlebnis in Erinnerung behält, aber mir hat die Anwesenheit meines Gatten so viel Erleichterung gebracht, dass ich mit einem Glücksgefühl an die Geburt unserer Tochter zurückdenke, das ich kaum in Worte fassen kann! Wenn es auch nur der nasse, kühle Waschlappen und seine Hand in meiner war, so wirkte das fast Wunder. Bei meiner ersten Entbindung hingegen kam ich mir so arm und verlassen vor.

> Ich habe es als riesengroße Erleichterung und Trost empfunden, dass er die ganze Zeit bei mir war und mir durch seine Anwesenheit half, diese Zeit durchzustehen, in der ich alleine sicher öfter verzweifelt wäre.

Als Mutter werde ich an unsere erste Geburt stets mit einem Glücksgefühl zurückdenken. Es war das schönste Erlebnis. Nie hätte ich mir gedacht, dass die tröstenden Worte und Hände, die immer für mich da waren, so glücklich und zufrieden machen, denn man fühlt sich nie allein!

In diesen 7 Stunden waren wir immer zusammen. Durch das Mithelfen bei den Kontraktionen durch Massage, Atmung, Aufmunterung usw. ist man ja als Vater direkt im Geschehen. Und das ist ein schönes Gefühl. Nicht zu Hause warten zu müssen, bis alles vorbei ist …

Wir haben die damalige Begeisterung mit großer Freude erlebt, vor allem, weil wir uns nicht sicher waren, ob Partnergeburten wirklich funktionieren würden. Eine Partnergeburt kann ein intensives Erlebnis für beide sein. Vor allem jene Paare, die schon andere Erfahrungen gemacht hatten, haben überschwänglich positiv auf diese neue Möglichkeit reagiert. In der Zwischenzeit sind Partnergeburten selbstverständlich. Ob Partnergeburten aber in jedem Fall sinnvoll sind, darf jedoch bezweifelt werden.

Männer nehmen heute aktiver an Schwangerschaft und Geburt teil. Welche Rolle der Mann dabei spielen soll, darf, will oder kann, ist individuell zu beantworten.

Männer möchten im Allgemeinen aktiv sein. Passivität, Abwarten, Dinge auf sich zukommen zu lassen – das fällt Männern schwer. Deshalb kann ihre Anwesenheit bei einer Geburt zum Problem werden: die Aktivität, die „Macherqualität" beschränkt sich darauf, da zu sein. Diese Machermentalität sehen wir nicht selten auch in der „männlichen Geburtshilfe", auch da ist ein nicht indizierter Aktivitätsdrang zu hinterfragen.

Zurück zum Partner. Es gibt kleine Tätigkeiten – wie z. B. ein Glas Wasser bringen, die Stirn der Frau trocknen, die Hand halten (wenn sie es will), mit ihr reden (wenn sie es will), sie halten und stützen beim Gehen (wenn sie geht); das alles über Stunden. Das erscheint manchen Männern viel zu wenig. Und dennoch ist es sehr viel – denn die Gebärende ist so nicht allein, es ist jemand da, den sie kennt, an den sie sich wenden kann. Aber sie ist es, die gebiert, nicht der Partner, nicht die Hebamme, nicht der Geburtshelfer – und je weniger wir sie dabei „stören", desto mehr tun wir für sie.

Es ist bedenklich, wenn der Partner der Gebärenden Anleitungen gibt, was sie besser machen könnte. Wenn sich beide vorbereitet und ein Ideal-Bild von der Geburt gemacht haben, können sie in ihrer Erwartungshaltung „hängen" bleiben. Der Partner meint, die Gebärende sollte alles so durchziehen, wie geplant, wie einstudiert. Gute Vorbereitung wird immer betonen, dass die Frau nicht auf eine bestimmte Form der Geburt eingeengt werden darf, sondern offen für alles, was da kommt, bleiben soll. Nur so wird es ihr gelingen, sich auf die konkrete Situation einzustellen.

Der Partner kann für die Gebärende sogar Hindernis sein, wenn sie seinetwegen versucht, ihm eine „gute" Geburt vorzuspielen. Das gelingt ohnehin nicht. Zudem bleibt trotz eventuell „gelungener" Geburt häufig ein Gefühl der Leere zurück. Wer sagt denn, dass eine Gebärende nicht auch jammern, schreien, schimpfen, wehklagen darf? Wer sagt denn, dass solche Geburten nicht erfolgreich gewesen sein können?

Es gibt Gebärende, die sich Sorgen machen, ob ihr Partner die Geburt aushält. Dagegen ist nichts einzuwenden, auch wenn es nach einer Umkehr der Belastungen aussieht. Nicht hilfreich sind Partner, die die schwer arbeitende Frau bemitleiden. Diese Form der „Begleitung" hilft der Frau nicht, sie verschlimmert die Situation. An der Grenze der Leistungsfähigkeit zu sein und hören zu müssen, wie schlimm alles ist, bringt niemanden dazu, Kräfte zu mobilisieren, sondern eher dazu aufzugeben.

Partner, die sich als „Beschützer" ihrer Frau sehen und die Umgebung „kontrollieren" wollen, waren vielleicht auch ein Grund, warum Geburtshelfer Partnergeburten so skeptisch gegenüberstanden.

Heute ist die Geburt in Anwesenheit des Vaters eine Selbstverständlichkeit. Aber wollen das alle Frauen, alle Männer? Ist sie nicht auch ein Modetrend geworden, dem sich die einzelnen Paare nicht entziehen können? Wenige Jahre nach ihrer Einführung hat ein Vater in einem Geburtsvorbereitungskurs gesagt: „Bis vor gar nicht langer Zeit habe ich bei der Geburt nicht dabei sein dürfen. Jetzt habe ich einen Erklärungsbedarf, wenn ich nicht dabei sein möchte!"

In Frankreich waren Partnergeburten schon viel früher üblich, aber nur 30–40 % nutzten anfangs diese Möglichkeit. Heute hat man den Eindruck, als ob sich Männer zur Partnergeburt genötigt fühlten. Schon in der Schwangerschaft, in der mancher Mann mehr schwanger zu sein scheint als seine Frau, ist manchmal zu beobachten, dass er die Termine beim Arzt bestimmt und redet und erklärt, wie es „ihnen" geht. Er ist es, der entscheidet, welche Medikamente zu nehmen sind, was zu geschehen hat, ob und welche Geburtsvorbereitung besucht wird etc.

> **Tipp**
>
> Schwangerschaft und Geburt sind Erfahrungen, Aufgaben und Leistungen der Frau. Männer dürfen daran teilhaben, unterstützen – aber nicht versuchen, Kompetenz, die sie nicht haben, an sich zu reißen.

Erfreulich ist es, wenn eine partnerschaftlich gelebte und erlebte Geburt sich zu dem entwickelt, was in den obigen Zitaten deutlich wurde: die Erinnerung an ein großartiges Erlebnis. Ich erinnere mich an eine Geburt, bei der sich der Partner mit der Atmung seiner Partnerin auseinandergesetzt und den gemeinsamen Rhythmus erlernt hatte. Das Paar saß sich in einer auffallend entspannten Art gegenüber und immer, wenn die Wehe begann, setzte bei beiden ein gleicher konzentrierter Atemrhythmus ein. Das war faszinierend. Es schien, als hätten sich die beiden in dieser Phase vollkommen von ihrem Umfeld entfernt. Uns allen war klar, dass sie dabei nicht gestört werden durften. Die Geburt dauerte – es handelte sich um das 2. Kind einer 41-Jährigen nach 12 Jahren – nicht einmal zwei Stunden!

Fazit

Das Geburtserleben einer Frau wird von vielen Faktoren beeinflusst. Eine partnerschaftlich erlebte Geburt kann dazu beitragen, Hindernisse beim Gebären zu überwinden. Sie kann aber auch ein neues Hindernis aufbauen, wenn sie eine Verpflichtung darstellt. Das Angebot einer Partnergeburt ohne „Nachdenken" anzunehmen, weil es heute so üblich ist, kann problematisch sein. Das führt wieder zur Bedeutung der Geburtsvorbereitung.

Als in der LFK Wels die Partnergeburt eingeführt wurde, gab es eine Bedingung: Das Paar musste einen Geburtsvorbereitungskurs besucht haben (der anfänglich kostenlos war) – die Schwangere und ihr Partner. Diese Maßnahme wurde kritisiert, scheint aber richtig zu sein. Auch heute wäre eine Geburtsvorbereitung für Paare, die gemeinsam die Geburt erleben wollen, notwendig, damit Partner wissen, was auf sie zukommt, und sie sich dementsprechend verhalten können.

6

Ablauf einer Geburt – Wirklichkeit und Illusion

Erstaunlich ist, wie mangelhaft und fehlerhaft das Wissen über die Geburt ist. Falsche Vorstellungen tragen zur Verunsicherung bei. Diese wiederum führen zu Verspannungen. Wenn sich eine Gebärende positiv auf die Geburt einstellen soll, braucht sie ein korrektes Wissen von dem, was ihr bevorsteht.

Keine Geburt gleicht der anderen, weder in Dauer und Ablauf noch im Erleben. Leider sind Berichte von dramatischen Geburtsverläufen weitaus häufiger als Schilderungen positiv erlebter Geburten. Wenn im Folgenden, ein „normaler" Geburtsablauf geschildert wird, ist damit nicht gesagt, dass eine Geburt so ablaufen **muss.**

Was geschieht bei einer Geburt?
Nach 9 Monaten Schwangerschaft ist ein weiterer Verbleib des Kindes in der Gebärmutter nicht mehr möglich. Bei weiterer Größenzunahme wäre der vorgesehene Geburtsweg zu eng. Außerdem stellt die Plazenta allmählich ihre Funktion ein. Also wird der Geburtsvorgang in Gang

© Springer-Verlag GmbH Deutschland, ein Teil von Springer Nature 2019   **41**
H. Neumann, B. Maier, *Geburt positiv erleben*,
https://doi.org/10.1007/978-3-662-58375-3_6

gesetzt. Von wem der „Startschuss" ausgeht, ist bis heute nicht geklärt. Es wird angenommen, dass kindlicher und mütterlicher Organismus zusammenarbeiten. Nicht immer funktioniert dieses Zusammenspiel – und so kommt es einerseits zu Frühgeburten, andererseits zu Übertragungen. Beide können im Extremfall schlimme Folgen haben.

In den meisten Fällen wird die Geburt zeitgerecht beginnen, oft sehnsüchtig erwartet, manchmal völlig überraschend, auf jeden Fall nicht vorhersagbar. Der Beginn der Geburt zum errechneten Geburtstermin liegt somit nur im einstelligen Prozentbereich.

Zum Ablauf

Damit das Kind die Gebärmutter verlassen kann, muss sich der sog. Muttermund öffnen, der 9 Monate verschlossen geblieben ist. Wehen dehnen den ringförmigen Verschlussapparat auf. Die Kraft der Wehen wird weiter benötigt, um das Kind durch den knöchernen in den muskulären Geburtskanal der Scheide zu schieben. Der knöcherne Geburtskanal ist so eng, dass das Kind mit seinem größten Umfang – dem Kopf – gerade durchkommt. Das Kind muss sich durch ihn quasi hindurchschrauben, seine Schädelknochen werden dabei zusammengeschoben. Die Natur hat vorgesorgt, die Schädelknochen sind noch relativ weich und nicht fest miteinander verbunden. Dies ermöglicht eine Reduzierung des Kopfumfangs. Im Körper der Mutter hat die Natur ebenfalls Vorsorge getroffen: Die Verbindungen der Beckenknochen sind in dieser Zeit lockerer geworden, sodass sich der knöcherne Kanal etwas erweitern kann.

Am Ende des Geburtskanals, am Scheidenausgang angekommen, wird das Kind in die Welt hinausgepresst, wobei die Kraft der Wehen oft allein nicht ausreicht, die Gebärende muss selbst stark „mitpressen".

Bei der Geburt wirken gewaltige Kräfte auf Mutter und Kind. Gebären und Geborenwerden erfolgt mit Naturgewalt! Das sollte jede Frau auch wissen. Alle, die Frauen bei ihrer Geburt helfen, dürfen dies nicht verschweigen. „Sanfte" Geburten gibt es nicht! Diese Vorstellungen führen zu Enttäuschungen, wenn sie falsch eingesetzt werden.

Geburt wird immer anstrengend, niemals „leicht" sein. „Anstrengung" und „Naturgewalt" müssen aber nicht mit Leid gleichgesetzt werden. Es gibt viele Möglichkeiten, mit Anstrengung, ja auch mit Schmerz umzugehen, ohne dass daraus hilfloses Leiden entsteht. Darauf werden wir noch eingehen.

Wie kündigt sich der Beginn der Geburt an? Durch „**Wehen***" und/oder „**Blasensprung***".

6.1 Wehen als Geburtsbeginn

Wie merkt eine schwangere Frau, ob sie Wehen hat? In alten Büchern werden sie, wie folgt, beschrieben: Die Frau wird in regelmäßigen Abständen Schmerzen im Unterleib spüren. Die Abstände werden kürzer, die Schmerzen heftiger. Die Konsequenz daraus: Die schwangere Frau wartet auf Schmerzen in negativer Erwartungshaltung. Wir werden im Kapitel „Geburtsschmerz" ausführlich darauf eingehen.

Bei Wehen geschieht folgendes: Die Gebärmutter ist ein Muskel, der sich bei Wehentätigkeit in regelmäßigen Abständen zusammenzieht – so wie ein Oberarmmuskel, den wir in regelmäßigen Abständen anspannen –, aber ohne Intention wie von selbst. Diese Muskeltätigkeit wird anfangs nicht schmerzhaft empfunden. Erst nach längerer Muskelarbeit kommt es durch Sauerstoffarmut und Milchsäureanreicherung zu Schmerzen. Das Zusammenziehen des Muskels übt gleichzeitig einen Zug auf den Gebärmutterhals, den Muttermund aus und dehnt diesen ringförmigen Verschluss auf. Das wird gespürt und ist die Ursache für die Schmerzmeldung, so wie jede andere gewaltsame

Einwirkung auf unseren Körper mit einer Schmerzmeldung gekoppelt ist.

Eine derart „gewaltige" Arbeit kann nicht unbemerkt bleiben – selbst wenn sie nicht mit starken Schmerzen einhergehen sollte. Eine schwangere Frau wird dadurch, auch wenn sie schläft, geweckt werden. Wir würden auch aufwachen, wenn plötzlich ein anderer Muskel unseres Körpers zu arbeiten anfangen würde, außer jene von Organen, die ständig in Arbeit sind (Herz, Magen, Darm). Es muss also nicht Schmerz sein, der uns aufmerksam werden lässt.

Aussagen, die auch ich anfänglich in Vorbereitungskursen machte, wann eine Frau sich auf den Weg in die Entbindungsabteilung machen sollte, sind fragwürdig: „Solange Sie sich noch fragen, ob dies Wehen sind, können Sie ruhig warten, Sie werden spüren, wenn die Wehen heftig werden!" Dies führte in einem Fall dazu, dass eine Schwangere lange nicht aufbrach, dem Drängen des Gatten erst spät nachgab. Sie kam gerade noch rechtzeitig zum Pressen in die Gebärklinik. Sie hatte die Wehen viel stärker erwartet.

Wehentätigkeit

Wehen zeigen sich durch regelmäßiges kräftiges Zusammenziehen der Gebärmuttermuskulatur, wobei für den Geburtsbeginn spricht, dass die Dauer des Zusammenziehens ca. 1 Minute dauert und der Abstand zwischen den Wehen im Verlauf kürzer wird. Faustregel könnte sein: Wenn eine Schwangere ein Dutzend solcher Wehen im Abstand von einer knappen Stunde hat, kann sie davon ausgehen, dass die Geburt beginnt.

6.2   Blasensprung als Geburtsbeginn

Wie kann eine Schwangere beurteilen, ob sie einen Blasensprung hat?

Das Kind liegt in der Gebärmutterhöhle in einem Fruchtsack, der mit **Fruchtwasser*** gefüllt ist. Im Normalfall platzt die Fruchtblase während der Wehentätigkeit unter der Geburt, und das Fruchtwasser rinnt ab. Die Fruchtblase kann aber auch schon vor dem Einsetzen der Wehen „platzen" – auch dies ist eine Form des Geburtsbeginns. Wenn sie am unteren Teil der Fruchtblase platzt, rinnt das Fruchtwasser meist deutlich ab. Die Schwangere wird dies nicht übersehen. Wenn die Fruchtblase jedoch im oberen Anteil platzt, kann es sein, dass das Fruchtwasser nur mäßig abrinnt.

Es gilt daher: Bei Verdacht auf Fruchtwasserabgang, d. h. wenn entweder viel Wasser aus der Scheide rinnt bzw. wenn die Frau den Eindruck hat, dass kontinuierlich Wasser aus der Scheide rinnt oder tröpfelt, deutet das auf einen Blasensprung hin.

Gleichgültig zu welcher Tageszeit, die Schwangere sollte bei Blasensprung umgehend, bei Wehenbeginn zumindest in absehbarer Zeit ihren Entbindungsort aufsuchen. Vielleicht gibt es ein spezielles Abkommen mit dem Geburtshelfer (Hebamme oder Arzt), sich vorab mit ihm/ihr in Verbindung zu setzen. Oft besteht Unsicherheit, ob es wirklich schon so weit ist. Niemand möchte unnötig zu früh, aber auch nicht zu spät kommen. Schwangere müssen nicht wissen, was wann zu tun ist. Sie sollen am Entbindungsort abklären lassen, welche Situation gegeben ist.

Niemand weiß, wann eine Geburt beginnt. Manche Frauen geben an, schon einen ganzen Tag das Gefühl gehabt zu haben, dass es losgehen könnte, zumeist aber beginnt die Geburt völlig überraschend. Im Zweifelsfall ist es besser, den Entbindungsort aufzusuchen und/oder seinen/e Geburtshelfer/in zu Rate zu ziehen.

Für die Fahrt zum Entbindungsort steht jeder Schwangeren ein Rettungstransport zu (sofern der Wohnort nicht gänzlich außerhalb des Einzugsbereiches der Gebärklinik liegt), d. h. die Rettung holt die Schwangere nach Anruf ab. Schwangere können sich natürlich auch im eigenen Auto zum Entbindungsort fahren lassen, dies liegt in ihrem Ermessen. Die Angst, die Geburt könnte losgehen, bevor sie in der Gebärklinik eintrifft, ist unbegründet, denn dies ist so selten, dass in der Zeitung darüber berichtet wird. Auch der Partner braucht keine Angst zu haben, als Geburtshelfer fungieren zu müssen – er kann ohne Hektik in die Geburtsklinik fahren.

6.3   Was müssen Sie mitnehmen?

Mutter-Kind-Pass (Österreich) bzw. Mutterpass (Deutschland). Für die Geburt selbst brauchen Sie Ihre persönlichen Waschsachen, einen Schlafrock/Bademantel, Hausschuhe – mehr nicht. Alles andere wird von der Entbindungsklinik beigestellt, die Kleidung für das Kind brauchen Sie auch erst am Tag der Entlassung.

Es empfiehlt sich, dies mit ihrer Geburtsabteilung abzusprechen, um „nichts zu vergessen!" Zumeist gibt es dort ein Merkblatt dazu.

6.4   Eintreffen am Geburtsort

Am Geburtsort angekommen, werden Sie von einer Hebamme in Empfang genommen. Die Hebamme kontrolliert die Herztöne des Kindes mit einem **Herzton-Wehenschreiber***, dem **CTG (Cardiotokograph)***. Sie untersucht, wie weit der Muttermund geöffnet ist, ob ein Blasensprung vorliegt, wenn ja, welche Farbe das Fruchtwasser hat und schließlich, welcher Kindsteil führt. Die Farbe des Fruchtwassers kann einiges über die Befindlichkeit des Kindes aussagen. Im Normalfall ist sie klar, eher durchsichtig. Natürlich werden auch die Wehen kontrolliert, ihre Stärke und ihre Abstände. Es kann auch sein, dass Sie gefragt werden, ob Sie einen **Einlauf*** haben wollen. Der Einlauf ist nicht angenehm, hat aber Vorteile. Die früher übliche Rasur der Schamhaare gibt es nicht mehr. Sie ist nur dann (und lokal begrenzt) sinnvoll, wenn eine Verletzung – Schnitt (**Episiotomie***) oder Riss – nach der Geburt genäht werden muss.

Nach Blutdruckkontrolle und Harnuntersuchung werden Sie, wenn die Geburt tatsächlich begonnen hat, in der Klinik bleiben, ansonsten werden Sie nochmals nach Hause dürfen. Das ist zumeist enttäuschend, sollte Sie aber nicht wirklich belasten. Wenn Sie in der Klinik bleiben, kann es sein, dass sie noch nicht gleich ins Entbindungszimmer kommen, aber unter Beobachtung bleiben.

Vielleicht wollen Sie noch ein bisschen gehen oder sitzen, vielleicht im Bett liegen. Vielleicht wollen Sie noch duschen oder ein Bad nehmen. Warmes Wasser empfiehlt sich zur Entspannung und damit auch zur Schmerzlinderung. In manchen Geburtsabteilungen wird die **Wassergeburt*** angeboten. Hilfsmittel, um Ihr Becken in Bewegung zu halten, wie Sprossenwand, Sofa, Pezziball, auf dem Sie sitzen können, Hocker und vieles andere mehr, werden Ihnen – je nach Ausstattung der Klinik und der Entbindungszimmer – zur Verfügung stehen.

In regelmäßigen Abständen werden die Herztöne Ihres Kindes kontrolliert. Sie werden auch von Zeit zu Zeit untersucht. Diese Untersuchungen sind zwar unangenehm, dienen aber der Beurteilung des Geburtsfortschrittes. Sie werden Wehen haben, wahrscheinlich in zunehmender Stärke und mit abnehmender Pausenlänge. Nun geht es um die Verarbeitung der Wehen. Versuchen Sie herauszufinden, ob Ihnen mehr nach Liegen oder Gehen/Stehen zumute ist. Wenn Sie sich für das Liegen entscheiden, dann bleiben Sie liegen, auch wenn vielleicht Gehen von der Schwerkraft her für den Geburtsablauf „besser" wäre.

Tipp

Es gibt keine Form der Geburt, keine Stellung, keine Gebär-
haltung, die für alle Gebärenden die einzig richtige wäre.
Sie werden selbst feststellen, was Ihnen gut tut. Das ist dann
auch das Richtige. Falsch ist jedenfalls, sich schon vorab fest-
zulegen und dann zu versuchen, das Festgelegte durchzu-
ziehen.

Ihre Hebamme wird Ihnen das eine oder andere raten.
Hinter diesem Rat steckt viel Erfahrung. Hebammen schal-
ten sich meist nur dann ein, wenn sie den Eindruck haben,
dass die Gebärende nicht zurechtkommt. Alle, die Sie bei
Ihrer Geburt begleiten, haben nur ein Ziel: Ihnen und Ihrem Kind behilflich zu sein, damit Sie und Ihr Kind gesund
und „gut" durch die Geburt kommen.

So werden Stunden schwerer Arbeit vergehen und
manchmal werden Sie zweifeln, ob Sie es schaffen. Jede
Wehe bringt Sie ein Stück weiter, sie wird den Muttermund
weiter öffnen und das Kind in und durch den Geburtskanal
schieben. Diese Zeit nennen wir **Eröffnungsphase*** und
Austreibungsphase*, sie sind die ersten beiden **Geburts-
phasen***.

Wenn Schmerzen unerträglich werden, gibt es Möglichkeiten zur Schmerzstillung. Sie sollten sich nicht scheuen,
diese anzunehmen, ja auch einzufordern. Keine Frau sollte
heute einen unnötigen Leidensweg gehen müssen. Es gibt
in allen Entbindungsabteilungen das Angebot einer **Epiduralanästhesie („Kreuzstich")***. Sie bewirkt, dass Schmerzen als solche nicht mehr wahrgenommen werden. Der
Kreuzstich kann während der Geburt jederzeit durchgeführt werden.

Schließlich werden Sie einen Stuhldrang spüren. Der
Druck des Kindes auf den **Damm*** und damit auf den
Enddarm ruft dieses Gefühl hervor. Nur wenige Gebärende

haben diesen Pressdrang nicht. Diese **Übergangsphase***
wird von der **Pressphase*** abgelöst, in der Sie nochmals alle
Kräfte sammeln sollten, damit das Kind geboren werden
kann. Erst schiebt sich ganz langsam – dies kontrolliert die
Hebamme – der Kopf des Kindes aus dem Scheidenausgang, es folgen mit Ihrer starken Presshilfe die Schulter, die
Arme, der Bauch, der Po. Wenn die Beine aus der Scheide
geglitten sind, ist die Geburt des Kindes abgeschlossen.

Bei einer Steißlage des Kindes ist es anders. Da kommt
der Kopf zum Schluss.

Bei beiden Lagen hängt das Kind mit der Nabelschnur
an seiner Nachgeburt (Mutterkuchen, Plazenta). Es muss
„abgenabelt" werden.

Das Kind wird kurz begutachtet und erhält eine erste
„Benotung", die sogenannten **Apgar-Werte***. Dann wird es
Ihnen auf den Bauch gelegt, Sie können Ihr Kind zum ersten Mal sehen und in die Arme nehmen. Ihr Kind bleibt bei
Ihnen. Sie werden erschöpft sein. Sie und auch Ihr Kind haben eine große Anstrengung hinter sich, da muss Zeit sein,
sich zu erholen. Erschrecken Sie nicht, wenn Ihr Kind noch
etwas „blau" erscheint. Das, was Sie vielleicht als tiefblau
wahrnehmen, ist in den Augen der Geburtshelfer schon fast
rosig.

Die Durchtrennung der Nabelschnur erfolgt in den ersten Minuten nach der Geburt. Die Ablösung der Nachgeburt von der Gebärmutter kann manchmal dauern, aber
wenn sie gelöst ist, gelingt es, sie herauszupressen. Wenn
nicht, so hilft die Hebamme mit ein bisschen Druck nach.
Die Nachgeburt wird auf ihre Vollständigkeit überprüft.
Wenn jetzt nicht noch eine Wunde (Dammschnitt oder
Dammriss*) zu versorgen ist, ist die Geburt abgeschlossen.

Die Wundversorgung wird in örtlicher Betäubung durchgeführt. Sie haben währenddessen Ihr Kind im Arm, auf
Ihrem Bauch oder Ihrer Brust. Dies lenkt von der Wundversorgung ab, Sie werden – ohne Schmerzen – spüren,

dass genäht wird. Das kann unangenehm, sollte aber nicht schmerzhaft sein. Versuchen Sie, sich intensiv Ihrem Kind zu widmen, dann sind Sie abgelenkt. Das Kind bleibt bei Ihnen, vorausgesetzt, dass es ihm und Ihnen gut geht.

Natürlich wird es in der ersten Stunde gewogen, gemessen, gebadet (dies kann auch der anwesende Partner tun) und angezogen – und es wird ein erstes Anlegen, d. h. ein erstes Stillen, probiert. Versuchen Sie, diese Stunde und alles, was Sie in dieser Zeit erleben, zu genießen. Diese Zeit nach der Geburt heißt „sanfte Geburt" (s. auch Kap. 3). Sie werden nach Verlassen des Entbindungsraums nicht von Ihrem Kind getrennt. Im Durchschnitt sind Sie 2 Stunden in der Obhut der Hebamme im Kreißsaal. Erst dann kommen Sie auf die sog. Wochenstation.

Es beginnt die Zeit des Wochenbettes. Auch dort werden Sie Ihr Kind bei sich haben.

Früher war es üblich, Wöchnerinnen ca. 1 Woche im Krankenhaus zu behalten. Heute beträgt die Aufenthaltsdauer im Allgemeinen 2–5 Tage. Es ist auch möglich, schon nach der Geburt nach Hause entlassen zu werden – bei sogenannter **ambulanter Geburt***. Jede Frau sollte selbst entscheiden, wie lange sie die Hilfe der Wochenbettstation in Anspruch nehmen will. Bitte bedenken Sie, dass Sie eine anstrengende Arbeit hinter sich haben und zu Hause mit dem Neugeborenen (und den anderen Familienmitgliedern) viel Arbeit anfällt, wenn nicht für eine gute Betreuung gesorgt wurde.

Diese Informationen zum Ablauf der Geburt dienen dazu, sich realistisch darauf einzustellen und Enttäuschungen zu minimieren. Beruhigend ist, wie sehr die Natur dafür gesorgt hat, dass eine Geburt „normal" ablaufen kann. 80 % der Geburten benötigen keine medizinische Hilfe. Es gibt aber sofort Hilfe, wenn sie benötigt werden sollte. Darauf werden wir im nächsten Kapitel eingehen.

Fazit

Enttäuschungen entstehen, wenn Erwartungen nicht erfüllt werden. Umso wichtiger ist es zu wissen, dass eine Geburt ein gewaltiges Ereignis ist, also nicht sanft oder leicht sein kann. Das bedeutet aber nicht, dass Gebären ein einziger Leidensweg sein muss. Frauen haben seit jeher Geburten bewältigt. Heute stehen Gebärenden viele Möglichkeiten zur Verfügung, ihnen ihre Geburt zu erleichtern. Es ist höchste Zeit, dass Frauen ihre Möglichkeiten kennen und nützen.

7

Medizinische Eingriffe unter der Geburt

Im vorigen Kapitel haben wir den physiologischen, also natürlichen Ablauf einer Geburt kennengelernt und erfahren, dass mehr als 80 % aller Geburten so verlaufen können (Kap. 6). Ängste sind auch mit den medizinischen Eingriffen verbunden, die bei Problemen notwendig werden können. Probleme sind zwar selten, aber problematische Geburten werden weitaus häufiger geschildert als „normale". Oft sind diese Erzählungen hochdramatisch und machen Angst. Umso wichtiger scheint es, diese Eingriffe zu entmystifizieren und ihre hilfreiche Seite darzustellen.

Geburten sind nicht planbar. Niemand weiß, wann die Geburt beginnt und wie sie beginnt, ob mit Wehen oder Blasensprung. Wir wissen nicht, wie die Geburt ablaufen, wie lange sie dauern wird, in welchem Zeitintervall die Wehen auftreten werden. Niemand weiß, wie intensiv und schmerzhaft die Wehen von der Gebärenden empfunden werden. Niemand weiß, ob das Kind „mitmachen" und seinen Weg durch den Geburtskanal finden wird oder ob trotz „guter" Wehen kein Geburtsfortschritt zu verzeichnen

© Springer-Verlag GmbH Deutschland, ein Teil von Springer Nature 2019 **53**
H. Neumann, B. Maier, *Geburt positiv erleben*,
https://doi.org/10.1007/978-3-662-58375-3_7

sein wird. Auch ein Schädel-Becken-Missverhältnis ist nicht immer offensichtlich und kann zum Geburtsstillstand führen. Niemand weiß, ob es zu Problemen kommen wird, zu einer plötzlichen Blutung vom Mutterkuchen oder zu Sauerstoffmangel beim Kind.

Solche Unsicherheiten rund um die Geburt können Angst machen. Wir sollten wissen, dass es unvorhersehbare Ereignisse geben kann, aber nicht vergessen, dass sie selten sind. Wir dürfen „guter Hoffnung" sein, denn Geburtshelfer, Ärzte und Hebammen leben mit diesen Problemen und werden rasch und kompetent reagieren, die Gebärende aber damit nicht laufend konfrontieren. Zu große Verängstigung könnte selbst zu problematischen Geburten führen. Auf den Zusammenhang von Verspannung, Angst und Schmerz werden wir später eingehen und zeigen, dass er für problematische Geburtsverläufe verantwortlich ist. Professionelle geburtshilfliche Begleiter wissen das und haben gelernt, mit ihren eigenen Ängsten umzugehen, sie für sich zu behalten und sie nur zu kommunizieren, wenn Eingriffe notwendig werden.

Dazu eine Geschichte: Eine Gebärende im Entbindungszimmer hat starke – also „gute" Wehen, ein Arzt kommt. Er untersucht, um sich ein Bild über den Geburtsfortgang zu machen. Dabei fällt ihm auf, dass die Gebärende nicht nur schlank ist, sondern seiner Ansicht nach auch ein „zartes" Becken hat. Sofort geht ihm der Gedanke durch den Kopf: Wird das gut gehen? Kommt das Kind da durch? Und weil er sehr besorgt ist, spricht er seine Sorge aus! Die Folge davon ist: Die Gebärende, „geplagt" von Wehen und durch die Information gestresst, wird sich verkrampfen. Die Geburt wird dadurch nicht einfacher, sondern u. U. sogar unmöglich. Die Folge: ein Kaiserschnitt.

Was wäre passiert, wenn der Arzt diesen Gedanken für sich behalten hätte, eine positive Meldung zum Geburtsverlauf abgegeben und wachsam abgewartet hätte? Erfahrungsgemäß sind die Aussichten auf eine normale Geburt dann weitaus größer. Erfahrene Geburtshelfer wissen, wie wichtig es ist, dass die Gebärende positiv unterstützt wird und wie gefährlich es ist, wenn Geburtshelfern und Hebammen ihre eigenen Ängste auf sie übertragen. Dies dürfte auch ein Grund dafür sein, dass Geburten ohne ärztliche Betreuung oft problemloser ablaufen. Mediziner haben aufgrund ihrer Erfahrungen nicht selten ein Risikodenken, das sie plagt und das sie übertragen.

Nach diesem Ausflug in psychophysische Zusammenhänge in der Geburtshilfe kommen wir zu den medizinischen Eingriffen zurück. Gründe für Eingriffe sind unterschiedlich, deshalb werden wir sie in drei Gruppen besprechen:

- Interventionen zur Schmerzbekämpfung,
- Interventionen zur Geburtsleitung,
- Interventionen zur Geburtsbeendigung.

7.1 Eingriffe zur Schmerzbekämpfung

Die Geburtsschmerzen und ihre Bekämpfung haben die Menschheit seit eh und je beschäftigt. Geburt ist ein gewaltiges Geschehen, und wo sich Gewalt im menschlichen Körper Bahn bricht, wird sie auch schmerzhaft empfunden.

Seit Urzeiten wurden Hilfsmittel zur Schmerzlinderung zur Anwendung gebracht. Die „weisen Frauen", Hebammen, setzten Kräuter und Heilpflanzen ein. Vieles davon hat auch heute noch seinen Platz in der Geburtsbetreuung. Leider ist viel von ihrem Wissen verloren gegangen. Kräuter und Pflanzen sowie homöopathische Heilmittel haben sich behauptet, weil sie kaum Nebenwirkungen haben.

Die klassische Medizin hat in den letzten Jahrhunderten Medikamente zur Schmerzbekämpfung entwickelt, die auch in der Geburtshilfe zur Anwendung kommen. Manche, z. B. Morphiumabkömmlinge, sind nicht ungefährlich, da sie auf das noch sehr empfindliche Atemregulationszentrum des Kindes wirken. Die Menge, die gefahrlos für das Kind verabreicht werden darf, reicht umgekehrt nicht aus, die Schmerzen der Frau zu beseitigen. Das erklärt, warum diese Medikamente keine allzu große Hilfe sind und nur selten angewendet werden.

Die Akupunktur wäre eine unbedenkliche Methode, aber ihre Lehrmeister (der chinesischen Medizin) haben sich anscheinend nicht wirklich mit ihrem Einsatz in der Geburtshilfe auseinandergesetzt. Es gibt wenig Information, dennoch scheint es, dass Schmerzblockaden durch Akupunktur hilfreich sind.

Die Anästhesie, die örtliche oder ganzkörperliche Betäubung – so wie sie zur Schmerzbeseitigung auch bei Operationen zur Anwendung kommt, ist am hilfreichsten. Die lokale, d. h. örtliche Betäubung im Scheiden-Damm-Bereich wird kaum mehr angewendet, da sie keine große Hilfe für die Frau ist, für das Kind aber bedenklich sein kann.

Durch die **Epidural*** – oder **Periduralanästhesie*,** im Volksmund **Kreuzstich*** – kann jeder Frau eine schmerzlose/schmerzarme Geburt fast garantiert werden. Durch die Injektion von Medikamenten in den Wirbelkanal wird die Frau vom Unterleib abwärts schmerzunempfindlich. Diese Methode ist in Frankreich per Gesetz jeder Frau zugesichert, sie kann darauf bestehen. So muss keine Frau einen Leidensweg durchmachen. Dank moderner Medizin haben wir auf dem Weg weg vom Leid bei der Geburt ein großes Stück zurückgelegt!

Wenn diese Methode allen Frauen zur Verfügung steht, warum nehmen sie dann nicht alle in Anspruch? Es kann nicht mehr nur der Tatsache zugeschrieben werden, dass die Frau bis vor wenigen Jahren mit dieser „Betäubung" auch bewegungsunfähig war, dass die Intensität der Wehen nachlassen konnte und Wehenmittel zugeführt werden mussten. So war der Einsatz der Saugglocke häufiger notwendig, weil die Frauen keinen Pressdrang spürten. Diese Nachteile gibt es heute nicht mehr. Die Schmerzausschaltung erfolgt so gezielt, dass ausschließlich sensible, nämlich Schmerz leitende Nerven betäubt werden und die motorischen Nerven, die für Bewegung und Pressen zuständig sind, nicht.

Was ist der Grund dafür, dass sich viele Frauen immer noch nicht für den „Kreuzstich" entscheiden? Ist es die Angst vor zu viel Technik und zu wenig Eigenkontrolle? Bieten Geburtshelfer sie zu selten an? Sind es die Schauergeschichten, die darüber erzählt werden?

Fest steht, dass mit dem Kreuzstich die Aktivität bei der Geburt nicht mehr nur bei der Frau liegt, da sie sich bis zu einem gewissen Grad von der Technik abhängig gemacht hat. Sicher ist, dass der Eingriff zur Schmerzbeseitigung auch Nebenwirkungen haben kann – wie z. B. Kopfschmerzen. In seltenen Fällen kann es beim Setzen der Nadel auch zu Verletzungen kommen. Manchmal bleibt auch die Wirkung hinter der Erwartung zurück.

Vielleicht ist aber auch der Wunsch der Gebärenden ausschlaggebend, dass sie ihr Kind ohne Hilfsmittel zur Welt bringen möchte. Vielleicht hat sie zwar Angst vor Schmerzen, aber hofft, dass sie es trotzdem schaffen wird.

Es gibt zur Schmerzproblematik bei der Geburt eine interessante Untersuchung aus Frankreich: Dabei wurde Gebärenden ermöglicht, sich durch Knopfdruck eine schmerzstillende Infusionsmenge zu verabreichen. Die Gesamtmenge war aus Sicherheitsgründen beschränkt. Überraschenderweise verabreichten sich die Frauen selbst weniger hohe Dosen als normalerweise Ärzte und Hebammen. War es deshalb, weil sie damit rechneten, dass die Schmerzen noch stärker werden könnten und sie deshalb die Einteilung der

Schmerzmittel mit Voraussicht gestalten wollten – und dann war die Geburt vorbei, ohne die Gesamtmenge verbraucht zu haben! Wenn dies so ist, und der Verdacht drängt sich auf, so müssen wir Geburtshelfer uns fragen, nach welchen Kriterien wir eigentlich die Schmerzen einer Frau beurteilen (persönliche Mitteilung von Vellay, Mitarbeiter von Lamaze und langjähriger Präsident der Société Française de Psychoprohylaxie Obstétricale).

Tipp

Wie auch immer, jede Frau hat heute die Möglichkeit, sich für oder gegen einen Kreuzstich zu entscheiden. Nur sie sollte diese Entscheidung fällen dürfen, ob und wann sie ihn haben möchte. Vielleicht sollte jede Frau erst einmal abwarten, wie sie mit den Wehen zurechtkommt.

Durch den Kreuzstich bekommt eine Frau, die von Wehen überfordert wird, wieder Selbstkontrolle. So gesehen, kann der Kreuzstich zu einer selbstbestimmten Geburt führen. Vor Kontrollverlust bewahrt zu werden, kann eine traumatische Geburt oder eine **Sectio*** abwenden. Der Kreuzstich kann zur Senkung der Kaiserschnittrate beitragen.

Fazit

Wir können festhalten, dass dank dieser Methode kaum eine Frau gezwungen ist, ihre Geburt als einen einzigen „Leidensweg" zu erleben.

7.2   Eingriffe zur Geburtsleitung

Wir gehen davon aus, dass in den meisten Fällen Geburten problemlos verlaufen und keine Eingriffe erforderlich sind. Aber manchmal wird es doch notwendig sein, dem natürlichen Geschehen ein wenig nachzuhelfen. Eine solche Notwendigkeit ist vorab nicht immer klar zu definieren. In einigen Fällen wissen wir erst im Nachhinein, ob der Eingriff notwendig war. Wenn auch ohne Eingriff alles gut gegangen ist, dann ist alles bestens. Was aber wäre im Fall eines nicht durchgeführten Eingriffs mit schlechtem Ausgang? In diesem Dilemma befinden sich die Geburtshelfer, wenn sie eine Entscheidung zu treffen haben, deren Notwendigkeit erst am Ergebnis abgelesen werden kann.

In welchen Situationen kommt es dazu? Bei Schwangerschaften, die über die errechnete Zeit gehen (Übertragung), bei mangelnder Wehentätigkeit, bei langer Geburtsdauer, bei Geburtsstillstand.

Übertragung

Von Übertragung wird gesprochen, wenn die Geburt nicht zum errechneten und durch Frühultraschall bestätigten Geburtstermin in Gang kommt. Tatsache ist, dass das Versorgungssystem für das Kind in utero, das es sich im Übrigen selbst aufgebaut hat, nicht unbegrenzt arbeitet. Ab einem gewissen Zeitpunkt wird die Zufuhr notwendiger Nährstoffe und vor allem des lebenswichtigen Sauerstoffs langsam zurückgefahren. Das geht nicht schlagartig, und im Normalfall ist dieses Versorgungssystem auf Reserve angelegt, zu vergleichen mit einem Kraftwerk, das so stark ist, eine Millionenstadt versorgen zu können, aber nur für eine Stadt der Größenordnung von 50–100.000 Einwohnern gebraucht wird. Dennoch bleibt das Risiko, wenn die Geburt nicht rechtzeitig in Gang kommt, dass das Kraftwerk dann nicht mehr ausreichend Strom liefern kann. Dies führt in tragischen Fällen dazu, dass das Kind im Mutterleib stirbt, weil seine Versorgung versiegt ist.

Im Normalfall beginnt eine Geburt mit Wehentätigkeit oder Blasensprung um den errechneten Geburtstermin.

Wir wissen bis heute nicht, was die Geburt zu welchem Zeitpunkt startet. In seltenen Fällen bleibt ein spontaner Beginn aus. Dieses Ausbleiben birgt Gefahren für das Kind. Seine Versorgung über den Mutterkuchen lässt nach. Zur Geburt sollte es kommen, bevor die Versorgung ein kritisches Minimum erreicht. Es gibt die Doppleruntersuchung (Ultraschall), um festzustellen, ob das Kind noch ausreichend versorgt wird. Sie gibt Hinweise, aber keine absolute Rückversicherung.

Heute kennen wir den Geburtstermin aufgrund genauer Ultraschalluntersuchungen im Frühstadium der Schwangerschaft. Auf den Tag genau wissen wir ihn nicht, aber doch in der Bandbreite von Tagen. Ab dem errechneten Geburtstermin werden häufigere Kontrolluntersuchungen durchgeführt und schließlich entschieden, ab wann ein weiteres Warten nicht mehr vertretbar ist – in einem Zeitraum zwischen 8 und 10 Tagen über dem Geburtstermin. Diese Untersuchungen beinhalten

- die Kontrolle der Herztätigkeit des Kindes,
- die Beurteilung des Fruchtwassers (Menge) im Ultraschall,
- diverse Blutuntersuchungen.

Sie ergeben letztlich ein gewisses Bild vom Zustand des Ungeborenen, aber keine Antwort auf die Frage, wann die Geburt in Gang kommt.

Bei Verdacht auf eine beginnende Unterversorgung des Kindes wird „eingeleitet". Wenn der festgelegte Geburtstermin um mehr als 8–10 Tage überschritten ist, so wird im Allgemeinen ebenfalls „eingeleitet". Ein zu langes Zuwarten riskiert, dass das Kind unterversorgt ist und der vermehrte Bedarf an Sauerstoff bei der Geburt nicht mehr zur Verfügung steht.

Die Einleitung der Geburt erfolgt durch Wehenmittel als Einlage in die Scheide oder als Infusion. Die vaginale

Gabe hat den Vorteil, dass die Frau frei beweglich bleibt. Manchmal werden mehrere Applikationen benötigt. Beim Versagen des Einleitungsversuchs bleibt als Ausweg nur der Kaiserschnitt (der in dieser Situation als Rettungsmaßnahme zu werten ist).

Wenn der Verschluss der Gebärmutter, der sog. Muttermund, schon etwas offen ist, kann versucht werden, die Geburt durch Eröffnen der Fruchtblase einzuleiten. Dabei wird die Haut der Fruchtblase angeritzt, sodass Fruchtwasser abrinnt. Dadurch setzen Wehen oft von selbst ein.

Mangelnde Wehentätigkeit

Es kann sein, dass die Geburt in Gang gekommen ist, aber die Wehentätigkeit nachlässt oder aufhört. In solchen Situationen kann vorerst zugewartet werden. Hebammen wissen, was zu tun ist: Bewegung kann helfen. Und Geduld!

Manchmal hilft Zuwarten nicht, dann muss mit Wehenmitteln über Infusion die Wehentätigkeit wieder angekurbelt werden. Die Schwangere ist dann mehr oder weniger ans Bett gefesselt. Derartige Interventionen werden von der Gebärenden nicht immer positiv empfunden. Hebammen oder Geburtshelfer wollen „gute" Wehen. „Gute" Wehen sind starke Wehen. Stark ist nicht angenehm, aber effektiv, was den Geburtsfortschritt betrifft.

Geburtsstillstand

Für den Geburtsstillstand gilt, was bei mangelnder Wehentätigkeit zutrifft. Wenn auf die Wehenförderung nicht angesprochen wird, ist die Geburt durch einen Kaiserschnitt zu beenden.

Zu lange Geburtsdauer

Bei überlanger Geburtsdauer, die für die Gebärende eine enorme Belastung darstellt, ist zu entscheiden, ob ein weiteres Zuwarten Aussicht auf Erfolg hat oder ob eine Beendigung der Geburt durch einen Kaiserschnitt angezeigt ist. Auf jeden Fall sollte die Gebärende in die Entscheidung mit einbezogen werden. Eine überlange Geburtsdauer ist für die Gebärende demotivierend, deshalb entscheiden sich viele Frauen für einen Kaiserschnitt. Eine sehr lange Geburtsdauer ist auch für das Kind eine starke Belastung.

Die Möglichkeiten, die Dauer einer Geburt in den Griff zu bekommen, sind begrenzt:

- Wehenmittel,
- Quaddeln,
- Entspannung durch Akupunktur,
- schmerzstillende und/oder krampflösende Medikamente,
- Bewegung.

Nur mit viel Erfahrung wird man abschätzen können, ob eine Geburt auf natürlichem Weg beendet werden kann und ob Mutter und Kind noch genügend Reserven für den letzten Abschnitt der Geburt haben werden.

Herztonüberwachung

Mit Hilfe sog. **Herzton- und Wehenschreiber** *kann die Herzaktion des Kindes während der Geburt – auch schon vor der Geburt – aufgezeichnet werden. Gleichzeitig werden die Wehen erfasst. Die Herzaktion des Kindes sagt viel über sein Befinden aus. Dies wussten Hebammen schon seit Jahrhunderten. Sie haben die kindlichen Herztöne mit Hilfe eines speziellen Hörrohrs kontrolliert, allerdings nur sporadisch. In den 60er-Jahren des vorigen Jahrhunderts wurden Apparate entwickelt, die die kindliche Herzaktion während der Geburt fortlaufend aufzeichnen können. Dadurch können frühzeitig Gefahren für das Kind erkannt und eine rasche Geburtsbeendigung mit Hilfe von Saugglocke oder Kaiserschnitt durchgeführt werden.

Dies hat dazu geführt, dass sich die Methode in den 70er- und 80er-Jahren des vorigen Jahrhunderts durchgesetzt hat. Ihr Nachteil war, dass Frauen nur mehr auf dem Rücken liegend gebären konnten. Dies ist für den Geburtsverlauf nicht förderlich. Auch als die Methode verbessert wurde und die Frauen etwas mehr Spielraum hatten, blieb das Gefühl, an einer Maschine zu hängen, bestehen. Dazu kam Kritik, dass durch Fehlinterpretationen der Herztonverläufe mehr medizinische Eingriffe durchgeführt wurden, mehr Vakuumextraktionen, mehr Kaiserschnitte! Fehleinschätzungen können jedoch durch eine **MBU*** (Mikroblutuntersuchung) vom Kind oft verhindert werden.

CTG-Überwachung des Kindes

Eine lückenlose Herztonüberwachung ist nur bei Risikogeburten notwendig. Sonst wird das CTG gezielt eingesetzt, d. h. von Zeit zu Zeit eine Kontrolle durchgeführt (intermittierende Überwachung).

7.3 Eingriffe zur Geburtsbeendigung

Die Geburtsbeendigung erfordert von der Gebärenden noch einmal eine besonders große Anstrengung. Sie muss in den letzten Wehen, den sogenannten Presswehen, mitpressen.

Wenn der Scheidenausgang zu eng ist, kann es beim Durchtritt des kindlichen Kopfes eine Rissverletzung geben. Solange diese nicht größere Ausmaße annimmt, ist ihre Versorgung kein Problem. Wenn der Widerstand des Gewebes zu groß wird, die letzte Phase der Geburt entweder zu lange dauert oder eine Verletzung droht, wird eine sog. Episiotomie notwendig, ein Schnitt zur Entlastung der Scheide und des Damms. Damit sind wir beim ersten und bis vor gar nicht langer Zeit häufigsten Eingriff zur Geburtsbeendigung: der **Episiotomie***.

Wenn die letzte Phase der Geburt zu lange dauert und die Gefahr eines Sauerstoffmangels für das Kind zu groß wird, kommt es zur Anwendung der sog. **Saugglocke***, nur noch selten der **Zange***.

Wenn das Kind nicht mit dem Kopf, sondern mit dem Steiß voran geboren wird, sprechen wir von Beckenendlage (BEL). Heute werden die meisten Kinder in einer Beckenendlage durch einen Kaiserschnitt zur Welt gebracht. Diese Entwicklung in der Geburtshilfe wird sehr kontroversiell diskutiert. Nicht wenige Geburtshelfer meinen, dass die Geburtsmedizin das Risiko einer solchen Geburt überbewertet. So gibt es auch heute noch Geburtsabteilungen, die nach sorgfältiger Schätzung des Gewichtes des Kindes und anderer Parameter sowie nach Bewertung mütterlicher Bedingungen im Einverständnis mit der Gebärenden auch bei BEL eine „normale" physiologische Geburt anstreben.

Ein erfahrener Geburtshelfer wird bei der Geburt mithelfen: Wir sprechen von **Manualhilfe***.

Tipp

Es ist wichtig, dass Schwangere sich zeitgerecht über ihre Geburtsklinik informieren. Frauen sollen die Freiheit haben, sich ihren Geburtsort auszusuchen. Bei einer Beckenendlage des Kindes ist es wichtig, eine Abteilung zu suchen, die im Management von Beckenendlagengeburten erfahren ist. Frauen sollten vorab ihre Wünsche mit der jeweiligen Gebärklinik absprechen.

Episiotomie

Die Episiotomie, auch als Dammschnitt bezeichnet, gibt es seit langem. Anfangs wurde dieser als Entlastungsschnitt nur in Notfällen gesetzt, wenn der kindliche Kopf nicht aus der Scheide austreten wollte, weil es entweder an einer ausreichenden Elastizität des Dammgewebes mangelte oder der Kopf zu groß war.

Ist das Schneiden schmerzhaft? Wenn der Schnitt im richtigen Augenblick gesetzt wird, ist der Druck auf den Damm so stark, dass eine Verletzung, sei es Schnitt oder Riss, nicht schmerzhaft empfunden wird. Frauen berichten, dass sie nur eine Entlastung bemerken.

Über Jahrzehnte war der Dammschnitt (Episiotomie) eine Quelle der Angst. Der Eingriff wurde häufiger, als Geburten zunehmend in Krankenhäusern stattfanden. Ende der 50er-Jahre waren Geburtshelfer der Meinung, dass es neben den sichtbaren Verletzungen der Scheide und des Damms auch unsichtbare Schäden geben würde. Sie vermuteten, dass diese eine Ursache für eine Gebärmuttersenkung oder -vorfall im höheren Alter wären. Sie glaubten mit einem exakt gesetzten Schnitt und seiner anschließenden chirurgischen Versorgung Frauen vor den späteren Senkungsproblemen bewahren zu können. Also forderten sie die konsequente Durchführung des Dammschnitts bei allen Geburten.

Dem folgten Kritik und Proteste der Frauen, die z. T. heftig unter den Folgen der Schnitte litten. In einigen Ländern hatte man diese Entwicklung nicht mitgemacht, z. B. in Holland, und dort stellte sich heraus, dass die Vorstellung, Senkungsprobleme mit Episiotomien in den Griff zu bekommen, nicht richtig war. Es dauerte viele Jahre, bis sich diese Erkenntnis durchgesetzt hat und die Zahl der Episiotomien zurückging.

Heute werden Schnitte nur gesetzt, wenn:

- das Kind in der Pressphase gefährdet ist und die Geburt rasch beendet werden muss,
- in der Pressphase deutlich wird, dass der Damm massiv einreißen wird.

Ein Dammriss wird nicht mehr Probleme bereiten als ein Dammschnitt. Die Ansicht, dass ein Schnitt besser heilen würde als ein Riss, ist falsch. Es geht nicht darum, ob geschnitten oder gerissen, sondern darum, wie groß die Wunde ist. Deshalb sollte nur dann geschnitten werden, wenn es notwendig ist. Die Versorgung der Wunde erfolgt mit Nahtmaterial und Nahttechnik, die den Frauen weder beim Nähen noch im Wochenbett Beschwerden bereiten.

Die Geschichte der Episiotomie zeigt eine spezielle Facette der Geburtshilfe auf. Geburtshelfer haben immer den Wunsch „zu helfen". Dabei kann es vorkommen, dass sich auch vernünftige Überlegungen nicht immer als sinnvoll erweisen. Viele stellten sich später als Fehler heraus, vor allem auch dann, wenn in einen von der Natur vorgesehenen Ablauf eingegriffen wurde. Ein Problem schien gelöst, aber ein neues Problem war durch die Lösung entstanden.

Saugglocke

In der Pressphase kann es vorkommen, dass die Frau so erschöpft ist, dass ihre Kraft nicht mehr ausreicht, mitzuarbeiten. Es können die Wehen nachlassen und auch der Einsatz von Wehenmitteln nicht mehr helfen. Auch das Kind kann an die Grenze seiner Möglichkeiten gekommen und seine Sauerstoffversorgung in Gefahr sein. In diesen Fällen sind die Geburtshelfer gefordert, die Geburt z. B. mit Hilfe einer Saugglocke zu beenden.

Die Saugglocke arbeitet mit der physikalischen Erkenntnis, dass, wann immer ein Hohlraum gegen einen Untergrund gepresst und in diesem Hohlraum ein Vakuum (Unterdruck) erzeugt wird, dieser Hohlraum und sein Untergrund fest miteinander verbunden werden. Am Kopf des Kindes wird eine glockenförmige Halbkugel angesetzt und in ihr ein Vakuum erzeugt. Der Geburtshelfer zieht während einer Wehe dosiert an dieser Saugglocke, die Frau versucht mitzupressen – auf diese Weise gelingt es, den Kopf des Kindes zu entwickeln (zu gebären). Zumeist muss bei diesem Eingriff auch ein Schnitt gesetzt werden.

Kindliche Verletzungen gibt es durch die Saugglocke kaum. Wenn von Beeinträchtigungen des Kindes erzählt wird, so ist es nicht die Saugglocke, die diese verursacht, sondern ihr zu später Einsatz. Es ist verständlich, dass Frauen Angst vor einer Saugglockengeburt haben. Wenn sie aber notwendig werden sollte, muss sie rasch und ohne Zögern durchgeführt werden.

Zange

Die Geburtszange wird aus den gleichen Gründen verwendet wie die Saugglocke. Sie war durch Jahrhunderte die einzige Möglichkeit, einem Kind zur Geburt zu verhelfen. Viele Hausärzte früherer Jahrhunderte hatten sie in ihrem Arztkoffer und brachten sie bei den damals üblichen Hausgeburten zur Anwendung. Nicht alle waren wirklich geübt, und so gab es Verletzungen von Frauen wie Kindern. Kein Wunder also, dass die Zangengeburt extrem gefürchtet war. Dabei hat die Geburtszange sogar gewisse Vorteile gegenüber der Saugglocke: Die Zangenblätter schützen einerseits den Kopf des Kindes und helfen mit, den Weg zu „bahnen". Der Geburtshelfer kann auch mehr Zugkraft einsetzen, weil die Zange nicht – wie die Saugglocke – abrutschen kann. Heute gibt es kaum mehr Geburtshelfer, die eine Zangengeburt beherrschen, weil auch noch gegen Ende der Geburt ein Kaiserschnitt gemacht werden kann.

Kaiserschnitt

Was den Namen betrifft, so glaubte man, Cäsar sei durch einen Kaiserschnitt zur Welt gekommen, durch eine „Sectio caesarea". Dies stimmt wohl nicht, aber schon im Altertum wird von dieser Geburtsform berichtet. Gesichert ist, dass im Mittelalter im deutschsprachigen Raum erstmals Kaiserschnitte stattgefunden haben, bei denen Mutter und

Kind vorerst überlebten. Die Geschichte des Kaiserschnittes ist eng mit der Entwicklung der Narkose verbunden.

Kaiserschnitte führten noch in den 50er- und 60er-Jahren des 20. Jahrhunderts zu großen Problemen, sodass sie nur als Noteingriffe vorgenommen wurden. Die Probleme betrafen mehr die Mütter, auch wenn die Kinder unter der Narkose gefährdet waren. Über lange Zeit war das Hauptproblem die Betäubung der Frau. Um das Kind aus der Gebärmutter zu holen, muss der Geburtshelfer die Bauchdecke eröffnen (durchschneiden), die Gebärmutter eröffnen (durchschneiden), das Kind herausheben und anschließend diese große Wunde wieder verschließen. Ohne Narkose ist das nicht möglich, weil die Frau die Schmerzen nicht ertragen könnte. Erst in den letzten Jahrzehnten wurden Narkosemittel entwickelt, die rasch abgebaut werden und so gut steuerbar sind, dass auch die Kinder kaum belastet werden. Eine schwangere Frau kann also unbesorgt ihr Kind auch in Vollnarkose per Kaiserschnitt zur Welt bringen.

Es ist auch möglich, dass Menschen ohne Vollnarkose operiert werden. Die Schmerzausschaltung erfolgt durch Blockade der Schmerzmeldung an das Gehirn, wobei diese Blockade nicht im Gehirn stattfindet wie bei einer Vollnarkose, sondern in den zum Gehirn führenden Nervenbahnen. Es handelt sich dabei um den sog. **Kreuzstich***, die Spinal-/Epiduralanästhesie, die in den meisten Fällen bei Kaiserschnitt angewandt wird. Die Frauen sind bei Bewusstsein und können gleich nach der Entwicklung (Entbindung) ihr Kind sehen, spüren und im Arm halten.

Manche Geburtsmediziner sehen deshalb im Kaiserschnitt die Zukunft aller Geburten. Die Kaiserschnittgeburt soll für Kinder risikoärmer sein als die spontane. So werden Geburten schon mit nur geringem Risiko oft mit Kaiserschnitt beendet, z. B. bei Beckenendlagen und Zwillingen. Frauen werden verunsichert, wenn das Kind laut

Ultraschall groß sein könnte oder ihr Becken zart und eng erscheint. Der Kaiserschnitt ohne jede medizinische Indikation ist Realität geworden.

Es gibt auch warnende Stimmen. Niemand weiß genau, wie sich die Kaiserschnittentbindung auswirken wird. Dies erinnert an Entwicklungen der vergangenen Jahrzehnte, deren Ideen theoretisch nachvollziehbar, deren praktische Umsetzung aber nicht nur erfolglos, sondern sogar nachteilig war, z. B. die Episiotomie zur Verhinderung der Beckenbodensenkung, die Trennung von Mutter und Kind aus hygienischen Gründen, die keimfreie künstliche Muttermilch statt Stillen u. v. a.

Kritische Stimmen verweisen auf die höheren Risiken nach vorangegangenem Kaiserschnitt für weitere Schwangerschaften und Geburten. Ob die Geburt mittels Kaiserschnitt für Kinder problemlos ist, ist mehr als fragwürdig. Wissen wir denn, was bei der Geburt abläuft und welche Faktoren für die spätere körperliche und seelische Gesundheit wichtig sind?

Es ist gut, dass der Kaiserschnitt nicht mehr gefährlich ist, dass Müttern und Kindern leidvolle, risikoreiche, gefährliche Geburten erspart werden können, dass der Eingriff relativ leicht zu erlernen ist und Geburtshelfer nicht mehr gezwungen sind, Methoden zur Geburtsbeendigung anzuwenden, die sie wegen mangelnder Erfahrung nicht gut beherrschen.

Aber es lässt sich nicht leugnen, dass das Geburtserleben beim Kaiserschnitt wegfällt. Die Verfechter der Kaiserschnittentbindung argumentieren, dass das Geburtserleben keinen Stellenwert im Leben von Frauen hat. Es besteht zwar kein Zweifel, dass ein katastrophales Geburtserleben eine schlimme Erfahrung und der Kaiserschnitt vorzuziehen ist, dennoch ist die „Kaiserschnitt-Epidemie" mit vielen nachhaltig negativen Folgen verbunden.

Manualhilfe

Auch wenn heute Kinder in Steißlage meistens durch Kaiserschnitt geboren werden, gehen wir dennoch auf die Manualhilfe bei Steißgeburten ein. Ihre Anwendung ist nicht schwer, es geht um die Schulter- und Kopfentwicklung des Kindes. Wie schon erwähnt, ist der Kopfumfang bei der Geburt das größte Hindernis. Der Geburtshelfer wartet, bis der Steiß und der Körper des Kindes bis zum Unterrand des Schulterblattes geboren ist. Erst jetzt greift er ein. Die Nabelschnur wird in dieser Phase zwischen Kopf und Beckenausgang eingeklemmt, sodass das Kind jetzt rasch geboren werden muss.

Mit definierten Handgriffen löst er vorsichtig die Arme und den Kopf. In dieser Phase müssen Gebärende und Geburtshelfer gut zusammenarbeiten. So ist auch eine Geburt aus Steißlage im Normalfall problemlos. Immer dann, wenn etwas nicht gut verlief, wurde zu früh „gezogen", also überhastet gehandelt.

Dennoch entschließt sich die Mehrzahl der Geburtshelfer, auch aus forensischen (rechtlichen) Gründen, vaginalen Steißgeburten aus dem Weg zu gehen und den Kaiserschnitt zu empfehlen, weil nur noch wenige Geburtshelfern Erfahrung mit der Manualhilfe haben. Bei mangelnder Erfahrung ist es auch vernünftiger, die Geburtsmethode anzuwenden, die der betreffende Geburtshelfer wirklich beherrscht.

Fazit

Selbst dann, wenn eine Geburt nicht physiologisch ablaufen sollte – die meisten Geburten tun das – stehen medizinische Eingriffe zur Verfügung, die der Frau und ihrem Kind helfen, weder zu leiden noch Schäden davonzutragen. Nie zuvor in der Menschheitsgeschichte konnten schwangere Frauen eine solche Gewissheit haben.

8

Was kann eine Schwangere selbst tun, um zu einem positiven Geburtserlebnis zu kommen?

Die Antwort ist einfach: sich auf die Geburt vorbereiten! Doch Millionen von Frauen haben ihre Kinder ohne Geburtsvorbereitung zur Welt gebracht. Geburtshelfer erleben auch, dass unvorbereitete Frauen die Geburt selbst gut „im Griff" haben und Geburtshelfern wie Hebammen zu Statisten degradieren. Und es gibt auch Frauen, die eine Geburtsvorbereitung besucht und dennoch viele Probleme haben.

Es gibt Geburtshelfer, die von Geburtsvorbereitung wenig halten. Es mag sein, dass sich Geburtshelfer selbst zu wichtig nehmen. Dies zeigt sich, wenn sie davon reden, wie viele Geburten sie „gemacht" haben. Wer macht denn eine Geburt? Es gibt aber auch Geburtshelfer, die ihre Rolle nicht als „Macher" sehen und dennoch Geburtsvorbereitungen ablehnen. Dazu zählte auch Leboyer. Auch die moderne Geburtsmedizin kümmert sich wenig um Geburtsvorbereitung.

Geburtsvorbereitung ist im österreichischen Mutter-Kind-Pass nicht einmal erwähnt. Es gibt nur eine Zeile, in

© Springer-Verlag GmbH Deutschland, ein Teil von Springer Nature 2019 **71**
H. Neumann, B. Maier, *Geburt positiv erleben*,
https://doi.org/10.1007/978-3-662-58375-3_8

der angekreuzt werden soll, ob eine Schwangerengymnastik empfohlen wird oder nicht. Im deutschen Mutterpass gibt es wenigstens eine Zeile, in der angekreuzt wird, ob eine Beratung über Geburtsvorbereitung bzw. Schwangerengymnastik erfolgt ist.

Was Geburtsvorbereitung ist, ist oft nicht klar. Und wenn betreuende Ärzte an ihrem Sinn zweifeln, ist es nicht erstaunlich, wenn viele Frauen keine Geburtsvorbereitungskurse besuchen. All das ist sehr bedauerlich – denn eine gute Geburtsvorbereitung kann dazu beitragen, leidvolle Geburtserfahrungen zu vermeiden.

Frauen sind nach guter Geburtsvorbereitung nicht nur aktiver, sondern oft auch von Geburtshelfern unabhängiger. Damit müssen wiederum Geburtshelfer umgehen lernen. Ihre Hilfe verlagert sich von der Geburt auch in die Zeit vor der Geburt.

Die Einführung von Geburtsvorbereitungskursen hat aber leider auch Leistungsdruck erzeugt. Kurse sollen messbare Erfolge aufweisen können. Dies hat Geburtshelfer wie z. B. Leboyer bewogen, sich gegen sie auszusprechen. Umso wichtiger ist es, Geburtsvorbereitung ohne Druck zu vermitteln, sie als das darzustellen, was sie ist und sein kann: eine Möglichkeit, vom Erleiden der Geburt zum aktiven Mitgestalten zu kommen. Dabei darf nie außer Acht gelassen werden, dass Gebären überwältigend sein kann, sodass die eigene aktive Gestaltung nicht mehr gelingt und die Hilfe der Hebamme und Ärzte notwendig wird. Diese Hilfe darf bei der Gebärenden nicht als Versagen ankommen. Vorbereitet und darauf eingestellt, wird die Gebärende Eingriffe, die vorgenommen werden müssen, nicht als Gewalt, sondern als Hilfe unter der Geburt empfinden.

Manchmal wird Geburtsvorbereitung sogar als Risiko gesehen. Diese Vorstellung ist Folge eines Missverständnisses über ihre Aufgaben. Aus an sich positiven Anfängen (Dick-Read) hatte sich eine Schwangerengymnastik entwickelt, die Übungen zur Stärkung der Frau angeboten hat, die u. U. zu anstrengend waren. Dabei braucht eine Schwangere keinesfalls mehr Muskelstärke, sondern mehr Wissen darüber, wie sie entspannen, wie sie atmen kann! Schon der Name „Schwangerengymnastik"/„Schwangerschaftsgymnastik" weist auf dieses Missverständnis hin.

Es gibt drei gute Gründe für eine Geburtsvorbereitung:

- Bearbeitung von Ängsten, um die Schwangerschaft unbeschwerter genießen zu können. Geburtsvorbereitung sollte nicht ausschließlich auf die Geburt orientiert sein.
- Umgang mit dem Geburtsschmerz.
- Möglichkeit zur aktiven Mitwirkung.

Schwangerschaft und Geburt waren, obwohl natürliche Vorgänge, durch Jahrtausende auch eine Bedrohung von Gesundheit bis hin zum Tod. Erst seit 2–3 Jahrzehnten ist, zumindest in zivilisierten Ländern, keine Zeit im Leben zweier Menschen sicherer als die Zeit von Schwangerschaft und Geburt. Obwohl die Angst vor Gesundheitsschädigung oder gar vor dem Tod nicht mehr berechtigt ist, bleibt in vielen Fällen die Angst vor der Geburt als solcher. Heute ist sie zumeist Fehlinformationen und Mythen geschuldet. Angst ist ein Bestandteil unseres Lebens. Wie in allen Lebensbereichen kommt es auf die „Dosis" an. Eine wesentliche Aufgabe der Geburtsvorbereitung ist es, Ängste zu verringern. Übertriebene Ängste stören unser Leben im Hier und Jetzt, auch in der Schwangerschaft. Dem soll eine gute Geburtsvorbereitung entgegenwirken.

Dazu passt die Aussage einer Frau, die ihr drittes Kind geboren hatte. Sie hatte sich intensiv nach einer bestimmten Methode auf die Geburt vorbereitet. Die Geburt verlief physiologisch ohne medizinische Eingriffe. Aber sie hatte dennoch eine „leidvolle" Geburt. Am Tag nach der Geburt überraschte sie mit folgenden Worten: „Die Geburt war viel schlimmer als ich erwartet hatte, niemand kann mir aber die schöne Zeit der Vorbereitung nehmen. Ich habe mich bei keiner anderen Schwangerschaft so glücklich gefühlt wie in dieser."

Die Hauptmotivation für die Geburtsvorbereitung war und ist, wie mit Schmerzen umgegangen werden kann. Der Schmerz ist sicher ein großes Hindernis für ein positives Geburtserleben. Geburtsvorbereitende Methoden wurden häufig nach dem Zielkriterium der Schmerzverarbeitung beurteilt. Dies ist die Ursache für den Leistungsdruck, dem sich viele in der Geburtsvorbereitung ausgesetzt fühlen. Manche Richtungen haben sogar Versprechen gegeben, die sie nicht erfüllen konnten. So nannte sich die in Frankreich über Jahrzehnte gängige Lamaze-Methode „accouchement sans douleur" d. h. „Gebären ohne Schmerzen". Dies erlebten aber nicht alle Frauen so, was zu Enttäuschungen führte. Frauen kamen sich sogar nach der Geburt als Versagerinnen vor, weil sie dieses Ziel nicht erreicht hatten.

Wenn Geburtsvorbereitung Druck macht, wenn Erwartungshaltungen genährt werden, die nicht erfüllbar sind, wenn das Idealbild einer „sanften Geburt" vorgegaukelt wird, dann ruft das negative Gefühle bei all jenen Frauen, die ihre Geburt als anstrengend und schmerzvoll erleben mussten, hervor. Geburt bleibt, auch wenn sie schmerzarm oder sogar schmerzlos war, eine enorme körperliche und psychische Herausforderung.

Als ich vor vielen Jahren in Frankreich die Lamaze-Methode der Geburtsvorbereitung näher studierte, war ich bei der Geburt einer jungen Frau anwesend, die sich nach dieser Methode vorbereitet hatte. Ich war erstaunt, wie aktiv diese junge Frau die Geburt gestaltete und hatte den Eindruck, dass sie kaum von Schmerzen geplagt war. Sie wirkte während der Wehen sehr konzentriert, war fast in einer Art Hochstimmung. Ich hatte schon viele Geburten betreut, aber diese Art des Gebärens war für mich neu. Ich war so begeistert, dass ich ihr zu ihrer „leichten" Geburt gratulierte. Das Donnerwetter, das daraufhin über mich hereinbrach, war unbeschreiblich: „Nur weil ich nicht gejammert und geschrien habe, meint so ein Mann, dass es leicht gewesen sei. Sie haben ja keine Ahnung! Es war unendlich anstrengend und schwer, aber ich habe mich gut im Griff gehabt. Reden Sie nie wieder von einer leichten Geburt, denn wenn ich auch zugebe, dass ich die Schmerzen gut verarbeiten konnte, so ist eine Geburt nie leicht, sondern unendlich schwer!"

In dieser Geburtsklinik war es üblich, dass sich die Wöchnerinnen zu einer Gesprächsrunde trafen, um ihre Erfahrungen auszutauschen. Ich durfte einmal dabei sein. Die Frauen vermittelten eine Stärke, die beeindruckend war. Leicht hatten sie es alle nicht gehabt. Und nicht allen war es gelungen, bis zum Ende so aktiv zu bleiben, wie sie es sich gewünscht hatten. Aber alle waren stolz auf ihre Leistung. Sie waren „starke Frauen" – auch aufgrund ihres Geburtserlebens!

Tipp

Geburtsvorbereitung soll Freude machen, Neugierde wecken, Ängste reduzieren, aber keinen Druck erzeugen! Niemand weiß, wie die Geburt ablaufen wird, es kann jedoch dargelegt werden, welche Hilfsmittel zur Verfügung stehen. Erst unter der Geburt wird sich zeigen, ob diese der individuellen Frau zur Bewältigung ihrer schweren Aufgabe nützen.

Wenn wir in unserem Leben großen Anforderungen ausgesetzt sind und extreme Leistungen vollbringen müssen, und wenn wir dies vorab schon wissen, bereiten wir uns darauf vor. Das gilt für geistige wie für körperliche Anforderungen. Unsere Erfahrungen zeigen, dass Vorbereitungen – Lernen, Üben, Trainieren – bei der Bewältigung der zu erwartenden Aufgabe hilfreich sind und dass wir ohne sie oft kaum eine Chance hätten, sie zu bewältigen. Oft wissen wir nicht, was uns Vorbereitung wirklich bringt, zumindest wird sie die Chancen erhöhen, die Aufgabe zu bewältigen. Das gilt auch für die Vorbereitung auf die Geburt. Gebären ist eine Grenzerfahrung. Menschen, die Grenzerfahrungen suchen, bereiten sich intensiv vor.

Vorbereitung steigert die eigene Aktivität. Eine Frau kann ihre Geburt, durch Atmung und Entspannung, auf die in den folgenden Kapiteln ausführlich eingegangen wird, dann aktiver gestalten.

Heute kann sich eine Frau für einen Kreuzstich oder einen Kaiserschnitt entscheiden und damit Unsicherheiten in Bezug auf das Gebären aus dem Weg gehen. Oft verzichten Frauen mit dieser Entscheidung deshalb auf eine Geburtsvorbereitung. Sie ist aber mehr als eine gezielte Vorbereitung auf die Geburt, sie ist Ergänzung und Vertiefung medizinischer Schwangerenbegleitung. Das Kennenlernen von bewusstem Atmen und Entspannen bringt jedem Menschen etwas, auch ohne Bezug auf das Gebären. Frauen (aber auch Männer) mit guter Geburtsvorbereitung berichten, dass ihnen das Wissen um Atmung und Entspannung auch in anderen Situationen sehr geholfen hat. Geburtsvorbereitung kann Frauen auch in der Entscheidungsfindung für oder gegen eine der Geburtsmethoden helfen.

9

Methoden der Geburtsvorbereitung

Seit den 30-er Jahren des vergangenen Jahrhunderts gibt es Methoden der Geburtsvorbereitung, die aufgeschrieben und somit nachvollziehbar sind. Früher waren es Hebammen, die schwangeren Frauen Ratschläge und Anweisungen gegeben haben, wie sie die Geburt am besten bewältigen können. Geburtsvorbereitung hat in den letzten Jahrzehnten an Bedeutung verloren, auch weil sie die Geburtsmedizin nicht wirklich in ihr Programm aufgenommen hat. Vielleicht hängt dies auch mit der Einführung des Kreuzstichs zusammen. Das Hauptziel der Geburtsvorbereitung war (und ist), mit dem Geburtsschmerz fertig zu werden. Der Kreuzstich erfüllt diesen Wunsch fast 100%-ig, die Geburtsvorbereitung oft nicht. Geburtsvorbereitung sollte sich deshalb nicht nur auf den Geburtsschmerz konzentrieren.

Alle Methoden der Geburtsvorbereitung bauen im Grunde auf gleichen Grundprinzipien auf.

Dick-Read hat die Grundlage für die Geburtsvorbereitung entwickelt. Die in Frankreich in den 50er-Jahren entwickelte und sehr erfolgreiche Lamaze-Methode kam

© Springer-Verlag GmbH Deutschland, ein Teil von Springer Nature 2019 **77**
H. Neumann, B. Maier, *Geburt positiv erleben*,
https://doi.org/10.1007/978-3-662-58375-3_9

in Deutschland nicht wirklich an. In Frankreich, Spanien, Italien, England, den USA und auch in der Schweiz wurde sie in vielen Gebärabteilungen angewendet. Das autogene Training kam ebenfalls zur Anwendung, weniger die hypnotischen Methoden. Auch Yoga dient manchmal als Grundlage. In der letzten Zeit macht eine Methode aus Amerika von sich reden, das „Hypnobirthing".

Das Grundkonzept von Geburtsvorbereitung ist bei allen Methoden ähnlich und hat drei Grundpfeiler (s. Übersicht).

Die Grundpfeiler der Geburtsvorbereitung

- „Psychoprophylaxe" = Aufklärung über Schwangerschaft, Geburt und Verhalten während der Geburt. Unwissenheit und falsche Informationen bringen Angst hervor, diese wiederum Verspannung, was zu intensiverer Schmerzwahrnehmung führt. Heftigere Schmerzen steigern Angst und Verspannung (Dick-Read).

- „Konzentration auf die Atmung". Atmung ist nicht nur während der Geburt wichtig. Atmung ist Leben.

- „Entspannung" wird durch neuromuskuläre Übungen, die die Muskulatur lockern und relaxieren, erreicht.

9.1 Psychoprophylaxe

Wissen schafft Sicherheit. Das gilt besonders auch für schwangere Frauen. Sie sollen über das Geschehen rund um Schwangerschaft und Geburt gut informiert sein. Zu viel Wissen kann aber auch überängstlich machen. Darauf hat Vellay, ein bekannter Vertreter der Lamaze-Methode in den 70er-Jahren hingewiesen. Ihm war aufgefallen, dass schwangere Frauen mit medizinischer Ausbildung (Ärztinnen, Hebammen) am wenigsten von einer Vorbereitung auf die Geburt profitierten. Er ging dem nach und stellte fest, dass sie zu sehr mit möglichen negativen Ereignissen von Schwangerschaft und Geburt beschäftigt waren und sich schwer davon lösen konnten (persönliche Mitteilung von Vellay).

Es geht also nicht darum, schwangeren Frauen Probleme von Schwangerschaft und Geburt zu vermitteln, sondern zu betonen, dass im Normalfall Schwangerschaften und Geburten problemlos verlaufen. Wir dürfen nicht so sehr auf Risiken hinweisen, sondern auf gesunde Entwicklungen. Wichtig ist es, Ängste anzusprechen. Ängste behindern Menschen in ihrer Entfaltung. Dick-Read zeigte auf, dass Angst zu Verspannung führt, die Schmerzempfindlichkeit erhöht und der stärker empfundene Schmerz wiederum die Angst steigert. Dieser Kreislauf verstärkt sich und behindert den Geburtsfortschritt. Deshalb müssen Ängste in der Geburtsvorbereitung angesprochen und rational bearbeitet werden.

An der Schmerzproblematik kommt keine Geburtsvorbereitung vorbei. Sie bleibt ein wesentliches Thema, auch wenn sie nicht zum Hauptthema werden sollte. Deshalb ist es sinnvoll zu erklären, wodurch Schmerz entsteht und warum Schmerz nicht nur bedrohlich, sondern für unser Leben auch hilfreich ist.

Schmerzmeldungen dienen unserem Schutz. Wenn Schmerz empfunden wird, heißt das, dass die körperliche Gesundheit bedroht ist. Der Schmerz veranlasst uns zu reagieren! Ein Beispiel: Wir geraten mit unseren Fingern auf eine brennend heiße Platte. Der Schmerz lässt uns die Hand sofort zurückziehen. Ohne ihn würde die Hand verbrennen.

Was ist Schmerz?

Neurophysiologisch wird Schmerz als Manifestation eines peripheren und zentralnervösen Erregungsvorgangs erklärt wobei diese Manifestation noch durch die Charakterstruktur und durch Erlebnisse des betroffenen Individuums beeinflusst wird.

Die Meldung des körperlich empfundenen Schmerzes und die im Gehirn mit dieser Schmerzkomponente gespeicherten Erfahrungen machen deutlich, dass der Schmerz einen körperlichen und einen seelischen Anteil hat.

Deshalb kann man das Schmerzempfinden über zwei Wege beeinflussen:

- den körperlichen Weg: Es wird versucht, die Schmerzmeldung mit Hilfe von Medikamenten zu blockieren oder abzuschwächen;
- den seelischen Weg: Die Erfahrungen und Erwartungen, die jeder Mensch in seinem Gehirn gespeichert hat, können hinterfragt und korrigiert werden. Es ist verständlich, dass dies schon lange vor der Geburt geschehen muss – über die Geburtsvorbereitung.

9.1.1 Der körperliche Zugang

Hier setzt man Medikamente ein, die den Schmerz beeinflussen. Anfänglich besteht noch die Möglichkeit, die Schmerzempfindung auch durch andere Methoden zu reduzieren, z. B. durch Entspannung. Ein kleines Experiment macht das erlebbar: Wir können unseren Kopf bis zu einem Punkt, an dem dies schmerzhaft wird, zur Seite drehen. An diesem Punkt angelangt, können wir die Drehung noch ein bisschen weiter versuchen. In dieser Position verharrend, atmen wir einmal tief ein und ganz langsam aus. Wir werden feststellen, dass wir beim Ausatmen den Kopf noch etwas weiter drehen können. Das liegt daran, dass wir bei der Ausatmung entspannen.

Eine Hebamme hat darauf aufmerksam gemacht, dass Frauen islamischen Glaubens unter den Wehen ihren Gott, „Allah" anrufen. Dies hat mit ihrem Glauben zu tun. Während der Wehe konzentrieren sie sich dank dieses „Allah" sehr auf ihre Ausatmung – damit verbunden ist eine bessere Entspannung.

Unter „medikamentöser" Beeinflussung der Schmerzwahrnehmung wird der Einsatz von Substanzen verstanden, die Schmerzen lindern oder sogar beseitigen. Ihre Dosis ist beschränkt, weil sie nicht selten auch Nebenwirkungen haben, die Mutter oder Kind oder beide nachteilig beeinflussen können.

Neben Medikamenten gibt es noch andere „körperliche" Hilfsmittel. So kann auch Bewegung Schmerzen verringern. Das Gleiche gilt für Wärme (Bad, Dusche) und Massage. Diese Maßnahmen werden als angenehm empfunden und tragen zur Steigerung der Wirkung von Medikamenten bei. Dies wird als Placebo-Effekt bezeichnet. Die Placebo-Wirkung von Medikamenten, Behandlungen, Tätigkeiten u. v. m. hat mit unserem Seelenleben zu tun. Sie ist ein Beweis dafür, dass der Mensch nicht nur körperlich funktioniert, sondern dass die körperlichen Funktionen auch seine seelische Befindlichkeit beeinflussen. Jede Art von Zuwendung verstärkt diesen Effekt.

Eingesetzt werden die Interventionen auf körperlicher Ebene erst während der Geburt, und auch nur dann, wenn sie benötigt werden.

9.1.2 Der seelische Zugang

Schmerzen werden vom Körper nicht nur gemeldet, sondern rufen auch Vorstellungen von Schmerz hervor.

Erinnern wir uns an das Beispiel mit einer heißen Platte. Der Schmerz ließ uns die Hand bei Berührung sofort zurückziehen. Stellen wir uns dazu noch vor: Wir wissen, dass die Platte heiß ist und sollen unsere Finger absichtlich darauf legen. Wie stark werden wir in diesem Fall den Schmerz empfinden? Sicher noch viel stärker, weil wir ein Wissen um den zu erwartenden Schmerz im Gehirn gespeichert haben. Die Erwartung von Schmerz wird auf den gemeldeten noch „aufgeladen" und steigert die Intensität der Schmerzempfindung.

Weil sich die Schmerzempfindung aus mehreren Komponenten zusammensetzt, dem gemeldeten Schmerz und den durch Erfahrung und Wissen in der Hirnrinde gespeicherten, ist es sinnvoll, auch die Erwartungsebene zu bearbeiten.

In der „Psychoprophylaxe" von Geburtsvorbereitung soll es ja um den Abbau von Ängsten gehen. Woher stammen die Ängste, die mit der Geburt in Verbindung gebracht werden? Zum Teil sind sie Erinnerungsspuren von realen Erlebnissen. Jede(r) hat seine eigene Geburt erlebt. Auch wenn wir uns nicht bewusst erinnern, ist diese Erfahrung in uns. Nichts, was wir erfahren oder erlebt haben, wird vergessen. Alles ist registriert, auch wenn wir es nicht bewusst abrufen können. Unser Unterbewusstsein ist mit diesen Erfahrungen in Kontakt. Sie können durch Erzählungen unserer Umgebung (Eltern, Geschwister, Verwandte, Bekannte, Freunde usw.) verstärkt werden. Dazu kommen Berichte, Geschichten und Mythen. Auch Bilder, Filme, Bücher und andere Informationsquellen, die bilden sollten, „verbilden" aber nicht selten.

Zwei Beispiele:

- In der Bibel steht „Du wirst viele Beschwerden haben, wenn du schwanger bist und unter Schmerzen wirst du deine Kinder zur Welt bringen!" (Moses, Genesis 3/16).
- Im Wort „Wehe" sind Bedrohung und Schmerz enthalten.

Tipp

Die psychoprophylaktische Aufgabe der Geburtsvorbereitung besteht darin, Ängste anzusprechen und bewusst zu machen, um ihnen den Platz zuzuweisen, der ihnen zukommt. Nicht alle Ängste können beseitigt werden.

Auch mit Hilfe von Statistiken, die ein seltenes Vorkommen eines Problems aufzeigen, wird Ängsten nicht immer, vielleicht auch gar nicht, beizukommen sein. Vor allem jene Ängste, die durch Unwissenheit oder falsche Informationen hervorgerufen und überbewertet werden, sollen abgebaut werden.

Die Aussage des oben erwähnten Bibelspruchs wird durch eine inkorrekte Übersetzung aus dem Hebräischen ins Deutsche verschärft. Der Satz lautet im Hebräischen sinngemäß „Mühselig wirst du deine Kinder gebären!" und nicht „unter Schmerzen wirst du deine Kinder gebären!" Mühsal ist auch nicht erstrebenswert, aber nicht dasselbe wie Schmerz.

Auch das Wort „Wehe" hatte ursprünglich einen anderen Sinn. Es hat den gleichen Wortstamm, aus dem sich „Wächte" und „Welle" entwickelt haben und bezeichnet den Anstieg aus einer Ruhelage und die Rückkehr in die Ruhelage. Der Cardiotokograph (das CTG) zeichnet Wehen in Form von Wellen auf. Die Technik des 20. Jahrhunderts ist also zur ursprünglichen Form des Wortes „Wehe" zurückgekehrt. Erst mit der Zeit machte das Wort jene Wandlung durch, die aus dem Wort „Wehe" das Wort „weh" machte, das für Bedrohung und Schmerz steht.

Es gibt viele falsche Informationen, die Ängste produzieren, die sich auf das Erleben der Schwangerschaft und der Geburt auswirken. Zur Veranschaulichung einige Beispiele:

Mit dem Wort Nabelschnurumschlingung wird Frauen das Gefühl vermittelt, dass sie für diese durch ihre Bewegungen oder ihr Strecken verantwortlich seien. Die Nabelschnurumschlingung wird als Bedrohung für das Kind gesehen. Beides stimmt nicht.

Es sind nicht die Bewegungen der Mutter, die eine Nabelschnurumschlingung hervorrufen, sondern die Bewegungen des Kindes. In der Zeit, in der Schwangere das Kind noch gar nicht spüren, macht das Kind besonders viel Bewegung, es macht Purzelbäume, saust im Fruchtwasser von einer Seite der Gebärmutter zur anderen. Es ist in seinem Bewegungsdrang frei und nur über die Nabelschnur mit dem Mutterkuchen verbunden. Dabei kann es vorkommen, dass es mit seinem Arm oder Kopf in eine Schlinge der Nabelschnur gerät. Dadurch kommt es zur Nabelschnurumschlingung und nicht durch die Bewegung der Mutter. Das erklärt, warum 40 % der Kinder bei der Geburt die Nabelschnur um sich geschlungen haben, d. h. fast jedes zweite Kind. Dies ist auch nicht gefährlich, solange das Kind im Fruchtwasser lebt, weil im Wasser ein „Knoten", ein „Zusammenziehen" der Nabelschnur nicht von Dauer ist, sondern sich auch schnell wieder lösen kann. Erst gegen Ende des Geburtsvorgangs kann eine Nabelschnurumschlingung Probleme bereiten, also zu einem Zeitpunkt, in dem moderne Geburtshilfe in der Lage ist, durch rasche Beendigung der Geburt dem Kind zu helfen, keinen Schaden zu erleiden.

Viele Informationen, die wir durch Ultraschalluntersuchungen erhalten, sind von großer Bedeutung wie z. B. über das Wachstum des Kindes, die Lage des Mutterkuchens, die Menge des Fruchtwassers, den Ausschluss von Fehlbildungen. Manche Information provoziert auch Ängste, wie z. B. eine besondere Lage des Kindes vor der 36. SSW, eine Gewichtsschätzung oder der Kopfumfang u. v. a. Dabei wird in der Beurteilung von einem Normzustand ausgegangen, dessen Richtwerte sich aus statistischen Vergleichen ergeben haben. Nicht jede Abweichung ist mit „Pathologie" gleichzusetzen.

Es gibt dramatisierende Schilderungen von Bekannten, Verwandten und Freunden über Schwangerschaftsverläufe und Geburten. „Katastrophengeburten" werden deutlich häufiger berichtet als gelungene. Es scheint fast so, als würden Frauen mit positiven Erfahrungen gar nicht gehört. Nur „Schauergeschichten" kommen an.

Fazit

Ein Buch über Geburtsvorbereitung kann den Kurs und den persönlichen Austausch nicht ersetzen. In einem Buch ist zu viel oder zu wenig geschildert, die individuellen Bedürfnisse sind nicht berücksichtigt. Geburtsvorbereitung ist Psychoprophylaxe. Es kann nicht oft genug betont werden, dass es vor allem Ängste sind, die den Verlauf einer Geburt beeinflussen. Es sind Ängste, die Spuren in unserem Gehirn hinterlassen haben. Die negativen Erwartungen werden bei der Geburt auf die vom Körper gemeldeten Empfindungen „aufgeladen" und dadurch ihre Intensität gesteigert. Wenn eine Frau erwartet, dass sie den Wehenbeginn über Schmerzen erkennen wird, dann ist sie auf Schmerz eingestellt, und schon die ersten Kontraktionen der Gebärmutter werden schmerzhaft wahrgenommen werden.

Wenn es gelingt, die Erwartungshaltung von angstbesetzen Vorstellungen freizumachen, besteht die Chance auf eine bessere Bewältigung der Geburtsarbeit!

9.2 Atmung

Wir denken gewöhnlich nicht über unser Atmen nach. Wir werden uns des Atmens im Allgemeinen nur dann bewusst, wenn wir Probleme damit haben. Diese Nichtbeachtung steht im Gegensatz zu ihrer Bedeutung. Immerhin ist Atmung mit Leben gleichzusetzen. Wir beginnen unser Dasein mit dem ersten Atemzug und hauchen unser Leben mit dem letzten Atemzug aus.

Im Allgemeinen „geschieht" Atmung gesteuert vom Atemzentrum. Dieses befindet sich als Teil unseres Zentralnervensystems zwischen Gehirn und Rückenmark. Dort ist die nervale Steuerung der Atmung lokalisiert. Wenn der Kohlendioxidgehalt im Blut steigt, wird das Atemzentrum angeregt und gibt Impulse an die Atemmuskulatur zu einer neuen Atembewegung. Das Atemzentrum steuert also unsere Atmung entsprechend unseren Bedürfnissen. Bei Sport und Bewegung kommt es zu rascherer Atmung, im Ruhezustand zu ruhigerer.

Das Atemzentrum wird durch das Zwischenhirn beeinflusst, das Sinneseindrücke, Affekte und somit auch Ängste wahrnimmt und über nervöse Impulse nicht nur das Atemzentrum, sondern auch andere Lebensfunktionen (Herz, Magen usw.) beeinflusst. So gesehen wird die Atmung ähnlich wie die Schmerzempfindung sowohl von körperlichen Impulsen wie auch von seelischen Zuständen gesteuert. Deshalb ist die Atmung in Ruhe oberflächlich, wird aber rascher, wenn sich der Mensch in einem seelischen Erregungszustand befindet.

Anders als viele Steuerungsmechanismen des Körpers, die unabhängig von unserem Willen sind, also nicht gesteuert werden können, ist das Atemzentrum **auch** von unserer bewussten Steuerung abhängig. Wir können Herzaktion, Blasentätigkeit, Darmtätigkeit nicht wirklich „steuern". Sie „geschehen". Das Atemzentrum aber kann der Mensch „abschalten" und die Atmung selbst übernehmen. Dazu bedarf es keiner Anstrengung, keines Lernprozesses. Wir können den Atem anhalten, wir können die Atmung beschleunigen, wir können sie vertiefen oder abflachen. Die Übernahme der Kontrolle der Atmung beansprucht uns jedoch dermaßen, dass wir gleichzeitig nichts anderes tun können. Wir werden dies somit nur dann tun, wenn wir eine gezielte Atmungskontrolle benötigen.

Ein Beispiel: Ich will einen Autobus erreichen, der sich der Haltestelle nähert, und fange an zu laufen. Schon nach kurzem muss ich feststellen, dass es nicht die Beine sind, die mich „verlassen", sondern die Atmung. Das Atemzentrum feuert seine Impulse an die Atemmuskulatur nach momentanem Bedarf ab, es weiß aber nicht, wie lange die intensivierte Bewegung benötigt wird. Das führt dazu, dass ich „überbeatmet" werde, nach Luft ringend am Straßenrand stehe und den Bus in der Ferne verschwinden sehe. Es empfiehlt sich in so einem Fall nicht nur zu laufen, sondern auch die Atmung bewusst zu „zügeln".

In unserem täglichen Leben kommt es immer wieder zu Situationen, in denen die Atmung gesteuert werden soll. Das bedeutet keineswegs, dass wir diese Steuerung auch immer richtig einsetzen. Wir haben durch Erfahrungen gelernt – z. B. die Luft unter Wasser anzuhalten oder sie anzuhalten, um „sich nicht zu verraten". Wir praktizieren ein ruhiges Atmen, um zur Ruhe zu kommen, ein bewusstes Ausatmen, um entspannt und weniger schmerzanfällig zu sein. Auch bei Ausdauersport ist es notwendig, eine gezielte Atmung zu erlernen, beim Laufen oder Schwimmen, beim Singen, Sprechen oder Vorlesen von Texten und Gedichten.

Deshalb ist auch bei der Geburt eine bewusste Atmung sinnvoll. Geburt ist körperliche Schwerarbeit. Das Atemzentrum weiß nicht, wie lange die Geburt dauern wird, es reagiert auf den akuten Bedarf. Wehen kommen und gehen nach eigenem Rhythmus – stundenlang. Während einer Wehe reagiert das Atemzentrum wie bei jeder körperlichen Anstrengung, indem es die Atmung beschleunigt. Dies geht naturgemäß mit einer rascheren und oberflächlicher werdenden Atmung einher. Infolge davon ringt die Gebärende bald – dem Läufer ähnlich – nach Luft. Es bleibt ihr keine Erholungszeit, denn schon kommt die nächste Wehe. Wenn Frauen nach ihrem Geburtserlebnis gefragt werden, antworten sie oft, dass es ihnen so lange gut gegangen sei, wie sie mit ihrer Atmung zurechtgekommen sind. Erfahrene Hebammen werden Frauen, die unter der Geburt ruhig atmen, nicht in ihrer Geburtsarbeit stören. Sie werden aber gezielt diejenigen anleiten, die mit ihrer Atmung nicht zurechtkommen.

Am Beginn meiner Ausbildung zum Facharzt arbeitete ich im damals üblichen Kreißsaalsetting, in dem mehrere gebärende Frauen nur durch Vorhänge voneinander getrennt waren. Eine dieser jungen Frauen gebärdete sich derart, dass ich mit ihr verzweifelt war. Sie atmete so gut wie gar nicht mehr, hielt ständig die Luft an, hatte die Augen geschlossen und verlor zusätzlich Energie durch ständiges Wehklagen. Eine Kontaktaufnahme schien unmöglich. Da kam eine ältere Hebamme vorbei, setzte sich neben die Gebärende und legte ihr die Hand auf den Bauch. Sie forderte die junge Frau auf, mit ihr gemeinsam zu atmen und dabei ihre Hand anzuschauen. Binnen kurzem gelang es der Gebärenden, wieder zu atmen und bald darauf auch ihr Kind zur Welt zu bringen.

Die Atmung ist also wesentlich für die Bewältigung von Stress, körperlichem wie psychischem. Sie dient als Werkzeug, mit dem man seine Fähigkeit steigern kann, eine Situation zu meistern. Auch wenn der weibliche Körper für Schwangerschaft und Geburt geschaffen ist, kann die Geburt eine Frau an ihre Grenzen bringen. Deshalb macht es Sinn, sich auf die Geburt wie auf andere körperliche Hochleistungen vorzubereiten.

Die Atmung ist auch für eine Gebärende steuerbar und gezielt einsetzbar. Diese Erkenntnis ist nicht neu. Alle geburtsvorbereitenden Methoden räumen ihr eine zentrale Rolle ein. Manchmal sind sich die einzelnen Methoden über die „richtige" Atmung nicht einig. Die Lamaze-Methode entwickelte für einzelne Geburtsabschnitte eigene Atemtechniken. Das hat sich als nicht zielführend erwiesen.

Erfolge einer Geburtsvorbereitung sind nicht nur dem Inhalt der Methode, sondern der Art und Weise ihrer Vermittlung zuzuschreiben. Eine Methode ist so gut wie ihr Vermittler, der sie je nach Erfahrung, Wissensstand und Philosophie der Geburtsvorbereiter modifiziert. Diese Modifikationen weisen Vor- wie Nachteile auf. Die Hechelatmung der Read-Methode war nicht zielführend, weil gerade diese bei einer Geburt am wenigsten gebraucht wird.

Es geht um eine ruhige Atmung mit Betonung der Ausatmung.

Manche Methoden schreiben der Atmung auch eine „ablenkende" Wirkung zu: Durch Konzentration auf die Atmung kommt es zu einem Zurückdrängen anderer körperlicher Empfindungen. Dieser Auffassung ist die Lamaze-Methode und bewirbt sie als zu schmerzfreien Geburten führende. Alle Methoden konzentrieren sich auf die Atmung. Dies führt dazu, dass die Aufmerksamkeit für andere Wahrnehmungen, also auch für die Schmerzwahrnehmung, herabgesetzt wird. Wenn jedoch Schwangeren und Gebärenden die Vorstellung vermittelt wird, dass durch die Atmung eine „schmerzlose Geburt" erreicht werden könne, dann führt dies zu einem Leistungsdruck und zu einem Gefühl des Versagens, wenn die Geburt nicht als schmerzlos erfahren wird.

9.3 Entspannung

Vielen von uns ist der folgende Satz sehr vertraut: „Nun entspann dich doch mal!" Zumeist verursacht er Ärger über den Ratschlag, über den Ratgeber und über uns selbst, weil Entspannung auf Knopfdruck nicht gelingt, wir aber gleichzeitig wissen, dass uns Entspannung gut tun würde. Wir sind enttäuscht, dass wir „so etwas Einfaches" nicht zustande bringen. Aber ist Entspannung wirklich so einfach?

Sämtliche Muskeln unseres Körpers wechseln ständig zwischen Anspannung und Entspannung, wobei dies in rascher Folge (wie z. B. beim Herzen) oder unregelmäßig (wie z. B. beim Oberarmmuskel) geschehen kann. Obendrein gibt es Muskulatur oder Muskelorgane, die wir bewusst, d. h. willentlich steuern können (wie z. B. die Oberarmmuskulatur) und andere, die nicht bewusst, also nicht willentlich, gesteuert werden (wie die Herzmuskulatur, die Darmmuskulatur usw.). Dazu kommt, dass unsere Muskulatur in Anspannung oder Entspannung von unserer allgemeinen Befindlichkeit abhängig ist. Wir wissen, dass wir in Ruhe „automatisch" entspannter sind, bei Belastung „automatisch" angespannter. Wir beschreiben Situationen als „angespannt", ohne dass wir explizit an die angespannte Muskulatur denken.

Anspannung und Entspannung wechseln ständig, wobei dieser Wechsel bzw. der jeweilige Zustand sowohl von unserer körperlichen Betätigung als auch von unserem seelischen Zustand abhängig ist. Wir reagieren auf körperliche Anforderungen, und diese Reaktionen werden von unserem seelischen Zustand beeinflusst.

Ähnlich wie bei der Atmung, der wir uns im Allgemeinen nur dann bewusst werden, wenn wir außer Atem sind, werden wir uns des Spannungszustandes unserer Muskeln nicht bewusst. Wir bemerken ihn erst dann, wenn er unangenehm wird, also bei massiver Anspannung, die bald als Verspannung empfunden wird.

Hintergrund

Zur fachlichen Genauigkeit noch eine Bemerkung: Vollkommene Entspannung ist nicht erreichbar, denn das würde bedeuten, dass die Muskulatur überhaupt nicht mehr arbeitet. Korrekterweise müssten wir also von einer angemessenen Spannung (Eutonie) im Gegensatz zur Verspannung (Dystonie) sprechen. Im allgemeinen Sprachgebrauch hat sich jedoch Entspannung und Anspannung so eingebürgert, dass wir bei diesen Begriffen bleiben.

Durch diese Einführung in das Thema „Entspannung" ist deutlich geworden, dass es gar nicht so einfach sein wird, uns zu entspannen. Während ich bei meiner Atmung

Tempo und Atmungstiefe nicht nur spüren, sondern auch hören und sehen kann (Hand auf dem Bauch), gelingt dies bei der Entspannung so nicht – Anspannung ist „spürbar", Entspannung nicht.

Dennoch können wir auf das Erlernen von Entspannung bei der Geburt nicht verzichten. Wir werden mit Anspannungssituationen besser umgehen können, wenn es uns gelingt, Entspannung einzubringen. Jede erlernte Umgangsweise – sei es nun gezielte Atmung oder eine Entspannungstechnik – wird uns bei der Bewältigung herausfordernder Situationen helfen.

Zur Bewältigung der Geburtsarbeit ist schon das Bewusstwerden des eigenen Spannungszustandes eine große Hilfe. Geburt bedeutet Anspannung – sowohl körperlich als auch geistig-seelisch. Auf den geistig-seelischen Aspekt der „Anspannung" vor und während einer Geburt sind wir schon eingegangen. Erinnern wir uns nur an die Anspannung, die durch Geburtsängste verursacht wird und die die Bewältigung der Geburt erschweren. Ansprüche, die wir an uns selbst stellen oder die die Umwelt an uns zu stellen scheint, tun das Ihre.

In diesem Kapitel geht es um die körperliche Anspannung und um Methoden, dieser entgegenzuwirken.

Während einer Wehe zieht sich die Gebärmutter, die im Prinzip ein großer Muskel ist, zusammen. Ihre gesamte Muskulatur kontrahiert sich, sie spannt sich maximal an. Es ist eine ähnliche Anspannung wie beim Anspannen der Oberarmmuskulatur, des Bizeps oder der Faust.

Übungshalber sollten Sie jetzt Folgendes versuchen: Setzen Sie sich „entspannt" in einen Sessel oder legen Sie sich auf ein Sofa. Nun spannen Sie den rechten Arm an, ballen eine Faust, die Sie nach 10 Sekunden wieder locker lassen. Beim nächsten Anspannen achten Sie nicht auf den Arm, denn der macht das von selbst, sondern auf Ihren Nacken, die linke Schulter und den linken Arm. Sie werden feststellen, dass Sie bei Anspannung des rechten Arms auch dort eine Anspannung spüren, wenn auch in abgeschwächter Form. Wenn Sie genau nachspüren, werden Sie sogar noch in den Beinen eine Anspannung wahrnehmen.

Was lässt sich daraus folgern? Wenn im Körper eine massive Anspannung eines Muskels oder Muskelorgans stattfindet, so spannen sich die übrigen Muskeln des Körpers mit an, wobei die benachbarten Muskeln dies stärker tun als die weiter entfernten. Ausnahmen sind Muskeln oder Muskelorgane, die dieses An- und Entspannen regelmäßig und unwillkürlich tun, z. B. Herz, Magen, Darm, Blase usw.

Das Zusammenziehen oder Kontrahieren der Gebärmutter während der Geburt führt also automatisch dazu, dass sich die übrige Körpermuskulatur ebenfalls zusammenzieht und anspannt. Dies geschieht unabhängig davon, ob diese Tätigkeit Schmerzen verursacht oder nicht. Wehen haben die Aufgabe, den Muttermund zu öffnen und das Kind durch den Geburtskanal zu schieben. Diese Aufgabe geht mit „Gewalt" einher und ist die körperliche Ursache für Schmerz. Schmerzen führen zu Verspannung, und zwar ganzkörperlich.

Wir müssen davon ausgehen, dass im Normalfall beim Einsetzen der Wehen – einerseits aufgrund der Anspannung der Gebärmuttermuskulatur, andererseits aufgrund der Schmerzmeldung – die gesamte Körpermuskulatur mit angespannt wird. Diese Anspannung wird gesteigert, je nachdem, wie „angespannt" die jeweilige Schwangere auf ihre Geburt wartet. Verspannung gehört also auch zu den Gründen für ein Leiden unter der Geburt.

Tipp

Um Verspannung zu vermeiden, ist es sinnvoll, sich mit Entspannung vertraut zu machen, um sie beim Geburtsvorgang gezielt einsetzen zu können.

Schlussfolgerungen

- Die Überzeugung des einzelnen Geburtsvorbereiters von einer Methode und sein Enthusiasmus werden für das vermitteln des Erlebnisses von Geburt von größter Bedeutung sein. Sie kann problematisch werden, wenn dadurch die Erwartungshaltung zu groß wird. Erfolgszwang ist schädlich und setzt alle unter Druck.
- Psychoprophylaxe stellt den wichtigsten Pfeiler von Geburtsvorbereitung dar. Geburt „spielt sich auch wesentlich im Kopf ab"!
- Jede Geburt ist individuell und nicht voraussagbar. Darauf kann bei der Vorbereitung auf die Geburt gar nicht oft genug hingewiesen werden. Vorbereitung sollte Angst abbauen, Entspannung und rühige Atmung vermitteln, aber kein Bild von einer idealen Geburt zeichnen. Sie sollte neugierig machen.
- Die Atmung nimmt einen zentralen Platz in der Vorbereitung ein. Dies bestätigen die Rückmeldungen der Gebärenden, die die Atmung als das wichtigste Instrument während der Geburt ansehen.
- Atmung wird, wenn sie konzentriert erfolgt, eine Veränderung der Wahrnehmung des Schmerzempfindens der Gebärenden bewirken. Die Schmerzreduktion sollte aber nie das Hauptziel der Geburtsvorbereitung sein.
- Entspannung ist nützlich, weil weniger Sauerstoff verbraucht wird. Dadurch kommt es zu einer geringeren Ansäuerung (= Schmerzursache) der Muskulatur. Auch für das Kind wird sein Weg leichter zu bewältigen. Es ist schwierig, Entspannung zu „lernen", aber es lohnt sich. Üben bringt den Körper in Entspannung.

Geburtsvorbereitung kann dazu beigetragen, Frauen auf dem Weg „weg vom bloßen Erleiden der Geburt" zu unterstützen und den beschwerlichen Weg selbstbestimmter zu gehen. Es ist nicht von Bedeutung, welche der genannten Methoden dabei als Grundlage dient. Es ist aber wichtig, dass die drei Grundpfeiler – Psychoprophylaxe, Atmung, Entspannung – darin vorkommen.

10

Atmungstechniken und Entspannungsübungen

In diesem Buch wird der Geburtsvorbereitung ein bedeutender Platz eingeräumt. Letztlich sind alle Kapitel als Beiträge zur Vorbereitung auf die Geburt zu verstehen. Alle Gedanken zur Entwicklung der Geburtshilfe sind streng genommen Teile der sogenannten „Psychoprophylaxe" – einem der Grundpfeiler der Geburtsvorbereitung. Psychoprophylaxe betrifft unser Denken und Fühlen. Atmung und Entspannung sind dabei die eher praktischen Teile einer Geburtsvorbereitung.

Ein Buch kann kaum einen Kurs ersetzen. In einem Kurs können Theorie und Praxis unmittelbar vermittelt werden. Die Gruppendynamik ist ein weiterer Vorteil. Für die meisten Schwangeren wird deshalb ein Kurs zur Geburtsvorbereitung der ideale Weg sein. Für jene, die sich vorbereiten möchten und keinen Kurs besuchen können, kann das folgende Kapitel eine Hilfe sein.

© Springer-Verlag GmbH Deutschland, ein Teil von Springer Nature 2019   **95**
H. Neumann, B. Maier, *Geburt positiv erleben*,
https://doi.org/10.1007/978-3-662-58375-3_10

Tipp

Es ist sinnvoll, mit den Übungen zur Vorbereitung auf die Geburt ca. 6–8 Wochen vor dem errechneten Geburtstermin zu beginnen und täglich zu üben. Nur konsequentes Üben schreibt dem Körper die notwendige Information ein, die er dann in der Situation des Gebärens abrufen kann.

Auch für das Erlernen eines Instrumentes ist kontinuierliches Üben notwendig, ebenso für das Schreiben auf einer Schreibmaschine oder einem PC. Üben führt dazu, dass das Erlernte wie von selbst ohne viel nachzudenken funktioniert. Während der Geburt werden die körperlichen Anforderungen hoch sein, sodass es schwer ist, in ruhiger Atmung (und Entspannung) zu verharren. Wenn eine Frau gelernt hat, ruhig zu atmen, dann wird es ihr eher gelingen, diese trotz der körperlichen Anstrengung durchzuhalten.

Ich erinnere mich an die Klage einer Gebärenden, die ein Buch über die Lamaze-Methode gelesen hatte. Sie war von der Atemtechnik und Entspannung begeistert gewesen, hatte aber nie geübt. Sie glaubte, dass sie die Technik bei der Geburt schon einsetzen würde, weil sie ja wüsste, was zu tun wäre. Sie war sehr enttäuscht, als es ohne Übung nicht funktionierte, enttäuscht von sich, von der Methode und von ihrer Geburt. Die Atmung stand ihr als „Werkzeug" ohne Übung nicht zur Verfügung.

Übungen, die zu Atmung und Entspannung bei der Geburtsarbeit beitragen, werden im Folgenden vorgestellt:

10.1 Langsame, tiefe Atmung

- Beginnen Sie mit einem raschen und tiefen Einatmen (wenn möglich durch die Nase), ohne sich besonders anzustrengen. Das heißt: Bevor es anstrengend wird, sollte die Einatmung beendet sein. Darauf folgt ein kurzes Innehalten, eine Art kleiner Pause.

- Danach kommt es zu einem langsamen, geführten und bewussten Ausatmen (durch den leicht geöffneten Mund).
- Und zu neuerlichem kurzem Innehalten, einer kleinen Pause.
- Von neuem beginnen Sie mit der Einatmung usw.

Das Verhältnis von Einatmung zu Ausatmung verhält sich wie 1:2, d. h. das Ausatmen dauert doppelt so lange wie das Einatmen. Dazu muss man sich bewusst auf die Ausatmung einlassen, das Einatmen geschieht wie von selbst. Man kann sich einen Schwamm vorstellen, der im Wasser mit der Hand rasch zusammengepresst wird (Einatmung) und sich nach dem Öffnen der Hand langsamer wieder mit Wasser füllt (Ausatmung). Der Vergleich hinkt, da sich die Lunge beim Einatmen erweitert, beim Ausatmen zusammenzieht. Es geht um das „Bild", in dem der eine Teil der Aktion rasch und forciert, der andere langsam und wie von selbst erfolgt.

Tipp

In dieser Vorbereitungsphase ist es sinnvoll, ein paar Atemzüge pro Zeiteinheit mehr zu tun, als in einer Ruhephase benötigt würden. Geübt wird schließlich für die Atmung bei der Geburt und nicht für die in Ruhe. Die Erfahrung zeigt, dass insgesamt 10–12 Atemzüge pro Minute sinnvoll sind.

Mit dieser „Langsam-Tief-Atmung" kann die Frau ihre Geburt am besten bewältigen. Sie entscheidet, wann es Zeit ist, diese Technik einzusetzen, und wann sie mit ihrer normalen Atmung nicht mehr zurechtkommt. Ob sie diese Atmung wirklich brauchen wird, ob sie ihr dann auch wirklich helfen wird, wird sich in der Situation zeigen. Wie lange die Geburt dauert und wie lange die Atmung dabei hilfreich sein wird, ist nicht absehbar. Wenn die Geburt zu lange dauert, kann Erschöpfung dazu führen, dass es nicht mehr gelingt so zu atmen, wie man es möchte. Der Versuch, mit Hilfe der Atmung die Geburt nicht zu „erleiden", sondern sie bewusst zu gestalten, ist aber aussichtsreich.

Wie oft und ab wann soll geübt werden? Mit dem Üben sollte man ca. 6–8 Wochen vor dem Geburtstermin beginnen, täglich 3–4×, jeweils 3 × 1 Minute mit Pausen von 1 Minute. Am Anfang ist es zweckmäßig, auf die Zeit zu achten, damit sich ein Rhythmus einstellt. Nur durch ständiges Üben wird die Atmung zu einem „Werkzeug", das eingesetzt werden kann. Die Technik kann nur helfen, wenn sie gelernt worden ist.

10.2 Entspannungsübungen

Wie bei der Atmung ist auch die Möglichkeit zur Entspannung nicht einfach da, wenn sie gebraucht wird. Sie muss dem Körper durch konsequentes Üben vermittelt werden. Es gibt viele Entspannungsmethoden.

Entspannung nach Jacobson
Bei der Methode nach Jacobson wird durch wechselweises Anspannen und Entspannen letzteres erst wahrgenommen. Wenn man seine Gesichtsmuskulatur entspannt wahrnehmen möchte, gelingt es nur, wenn man das Gesicht vorher anspannt, also eine Grimasse schneidet, um dann loszulassen. Wenn das mehrere Male hintereinander gemacht wird, spürt man dieses Loslassen als Entspannung.

Die abwechselnde Anspannung und Entspannung im Sinne der Jacobson'schen Methode kann intensiviert werden, wenn Körperteile unabhängig voneinander in Anspannung und Entspannung gehalten werden. Letzteres ist speziell für die Geburt sinnvoll, weil die Anspannung durch die Wehe zum Misslingen von Entspannung führen kann. Einzelne Körperteile entspannt zu halten, während andere angespannt sind, ist für Gebärende wichtig, um auch während einer Wehe die übrige Körpermuskulatur zumindest teilweise entspannen zu können.

Wenn die Wehe beginnt, versucht die Frau sich zu entspannen und fokussiert ihre Konzentration auf die Atmung. Durch das ständige Üben von Entspannung in den Wochen vor der Geburt kann ein gewisser Entspannungszustand „reflektorisch" erreicht werden.

Übungsposition Prinzipiell kann Entspannung in jeder Position geübt werden. Es dürfte aber schwierig sein, wenn die Entspannung des linken Armes geübt und gespürt werden soll und die Übende dabei die linke Seitenlage einnimmt und den linken Arm, zumindest teilweise, unter ihrem Körper hat.

Es empfiehlt sich eine bequeme Lage, in der Entspannung am besten wahrgenommen werden kann. Da Entspannung schwierig wahrzunehmen ist, kann eine zweite Person gebeten werden, sie zu überprüfen. Dazu ist ausnahmsweise die Rückenlage auf einer mäßig harten Unterlage notwendig. Unter dem Kopf sollte ein Polster sein, unter den Knien ebenfalls. Die Arme sollten locker entlang des Körpers mit den Handflächen nach oben liegend positioniert sein (Abb. 10.1).

Die Kontrolle des Arms auf Entspannung erfolgt so, dass der „Kontrolleur" die am Boden liegende Hand an den Fingern ergreift und langsam nach oben hebt. Ist der Arm

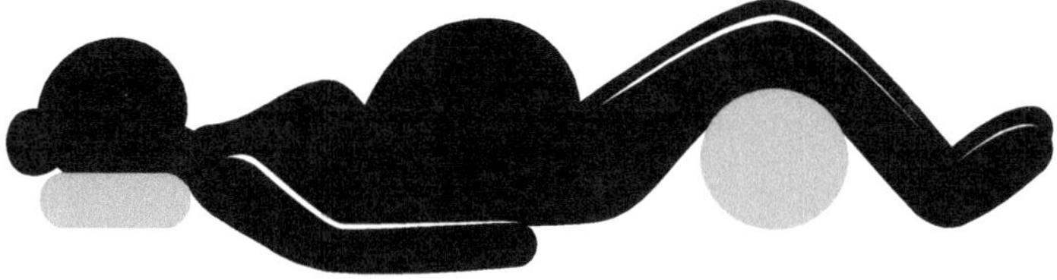

Abb. 10.1 Ausgangsposition für die Methode nach Jacobson ist die Rückenlage auf einer mäßig harten Unterlage, unter dem Kopf ein Polster, unter den Knien ebenfalls. Die Arme sind locker entlang des Körpers mit den Handflächen nach oben liegend positioniert.

wirklich entspannt, so folgt er dem Zug nach oben in der Reihenfolge der Gelenke, also erst in den Fingern, dann im Handgelenk, schließlich dem Ellbogengelenk und zu guter Letzt dem Schultergelenk. Wenn der „Kontrolleur" die Hand leicht schüttelt, folgt der entspannte Arm wiederum locker und reagiert in den Gelenken. Beim Loslassen des Armes würde dieser – sofern gefilmt und dann im Zeitlupentempo wiedergegeben – wie eine geölte Kette gelenksabschnittsweise zu Boden fallen.

Ähnliches gilt für das Bein. Wenn es unter dem Kniegelenk gefasst und hochgehoben wird, folgt auch hier das entspannte Bein entsprechend seinen Gelenken. Es wird der Unterschenkel unten bleiben, der Oberschenkel im Hüftgelenk mit nach oben gehen. Wir müssen uns dazu vorstellen, dass diese Gelenke in ihrer Wirksamkeit nicht mehr durch Bänder und Anspannung der Muskulatur behindert werden – also tatsächlich wie in einer Kette reagieren.

Zu Beginn solcher Übungen kann es einen Lacherfolg geben – wenn der Arm der Übenden wie magnetisiert dem „Kontrolleur" folgt, eben weil doch mitgearbeitet wird, oder wenn das Bein beim Anheben unter den Knien gestreckt bleibt, oder wenn der „Kontrolleur" die Finger der Übenden leicht gefasst vorsichtig und unbemerkt loslässt und der Arm in der Luft stehenbleibt. Solche Erlebnisse spiegeln unser Unvermögen, entspannt zu sein. Es zeigt uns aber auch, wie wichtig es ist, Entspannung zu üben.

Entspannungsübungen

Pfeil nach oben ↑ bedeutet Anspannen.
Pfeil nach unten ↓ bedeutet Entspannen.

Übung 1
Ausgangsposition
Arme und Beine (vom Knie ab) leicht anheben und anspannen (Abb. 10.2).

Übung Eine Zeit halten und versuchen, den Unterschied zu spüren. Dann Arme und Beine niederlegen und entspannen (Abb. 10.2).

Übung 2
Ausgangsposition
Arme und Beine (vom Knie ab) leicht anheben und anspannen (Abb. 10.3).

Übung Nun die Beine niederlegen und entspannen, Arme bleiben angespannt.

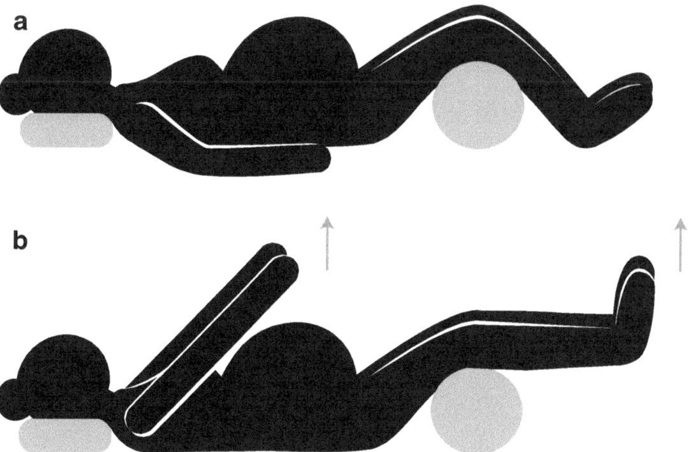

Abb. 10.2 a, b Übung 1: Ausgangsposition einnehmen, dann Arme und Beine (vom Knie ab) leicht anheben und anspannen, eine Zeit lang halten, dabei versuchen, den Unterschied zu spüren. Dann Arme und Beine ablegen und entspannen.

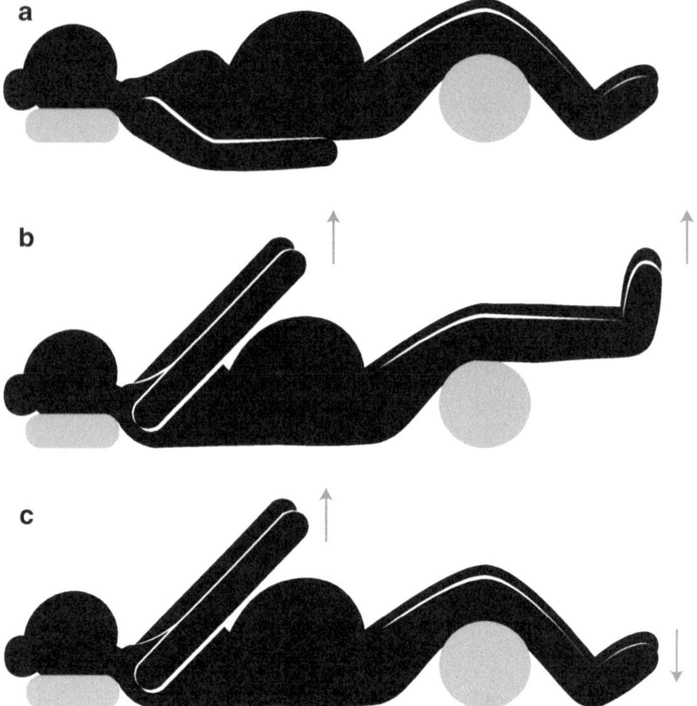

Abb. 10.3 a–c Übung 2: Ausgangsposition einnehmen, dann Arme und Beine (vom Knie ab) leicht anheben und anspannen. Nun die Beine niederlegen und entspannen, Arme bleiben angespannt. Eine Zeit lang halten und versuchen, den Unterschied zu spüren. Dann auch die Arme niederlegen und entspannen.

Eine Zeit die Position halten und versuchen, um den Unterschied zu spüren. Dann auch die Arme niederlegen und entspannen (Abb. 10.3).

Übung 3
Ausgangsposition

Arme und Beine (vom Knie ab) leicht anheben und anspannen (Abb. 10.4).

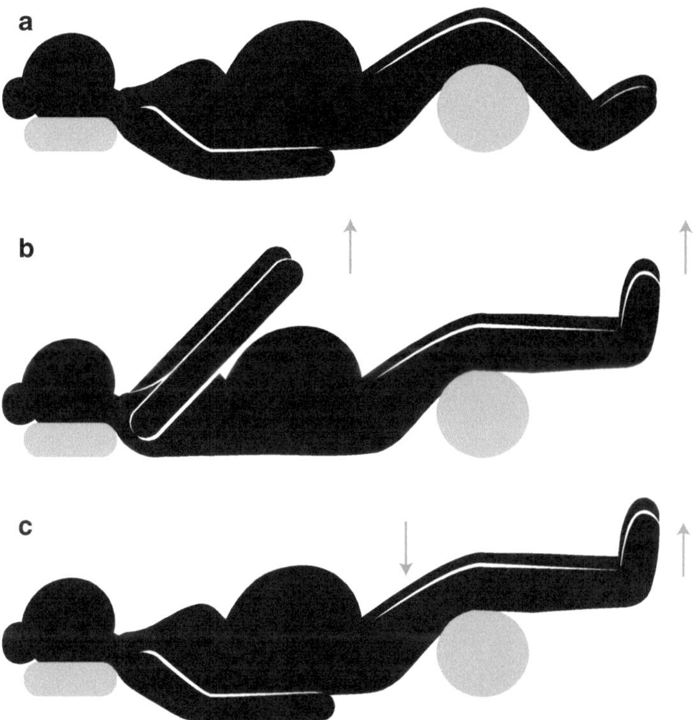

Abb. 10.4 **a–c** Übung 3: Ausgangsposition einnehmen, dann Arme und Beine (vom Knie ab) leicht anheben und anspannen. Nun nur beide Arme niederlegen und entspannen, die Beine bleiben angespannt. Eine Zeit lang Position halten und versuchen, den Unterschied zu spüren. Dann auch die Beine niederlegen und entspannen.

Übung Nun nur beide Arme entspannen, die Beine bleiben angespannt.

Eine Zeit halten und versuchen, den Unterschied zu spüren. Dann auch Beine niederlegen und entspannen (Abb. 10.4).

Übung 4
Ausgangsposition

Arme und Beine (vom Knie ab) leicht anheben und anspannen (Abb. 10.5).

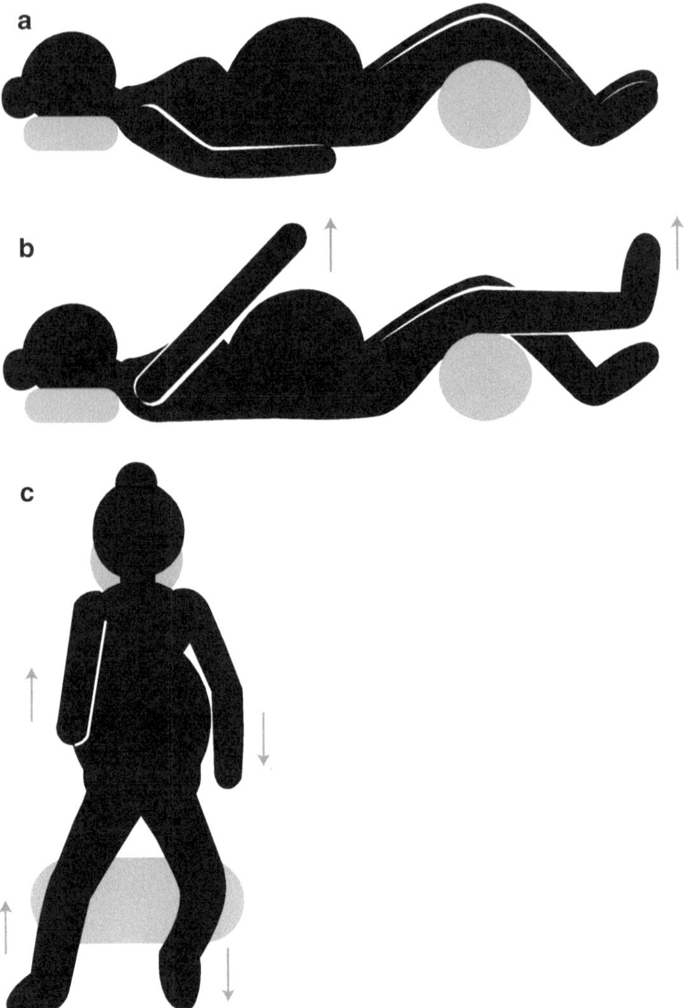

Abb. 10.5   **a–c** Übung 4: Ausgangsposition einnehmen, dann Arme und Beine (vom Knie ab) leicht anheben und anspannen. Nun linken Arm und linkes Bein niederlegen und entspannen, rechter Arm und rechtes Bein bleiben angespannt. Eine Zeit halten und versuchen, den Unterschied zu spüren. Dann auch rechten Arm und rechtes Bein niederlegen und entspannen.

Übung Nun den linken Arm und das linke Bein niederlegen und entspannen, der rechte Arm und das rechte Bein bleiben angespannt. Eine Zeit halten und versuchen, den Unterschied zu spüren.

Dann auch den rechten Arm und das rechte Bein niederlegen und entspannen.

Übung 5
Ausgangsposition

Arme und Beine (vom Knie ab) leicht anheben und anspannen (Abb. 10.6).

Übung Nun den rechten Arm und das rechte Bein niederlegen und entspannen, der linke Arm und das linke Bein bleiben angespannt. Eine Zeit halten und versuchen, den Unterschied zu spüren.

Dann auch das linke Bein und den linken Arm niederlegen und entspannen (Abb. 10.6).

Übung 6
Ausgangsposition

Arme und Beine (vom Knie ab) leicht anheben und anspannen (Abb. 10.7).

Übung Nun den linken Arm angespannt lassen, den rechten Arm entspannen, das rechte Bein angespannt lassen, das linke Bein entspannen. Eine Zeit lang halten.

Anschließend beide Arme und Beine niederlegen und entspannen (Abb. 10.7).

Übung 7
Ausgangsposition

Arme und Beine (vom Knie ab) leicht anheben und anspannen (Abb. 10.8).

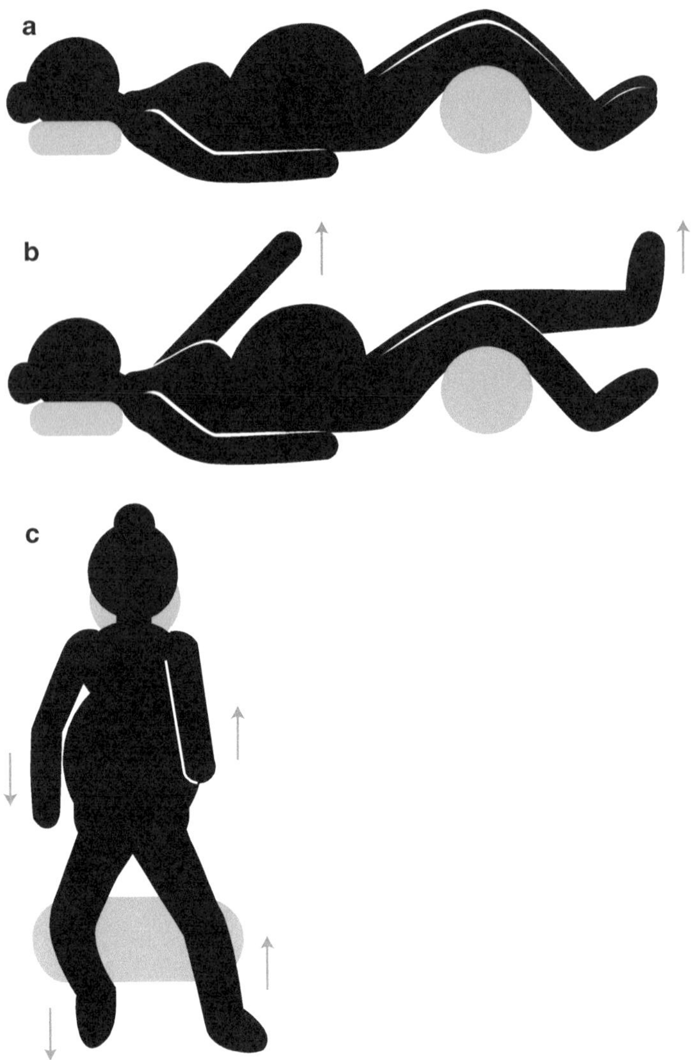

Abb. 10.6 **a–c** Übung 5: Ausgangsposition einnehmen, dann Arme und Beine (vom Knie ab) leicht anheben und anspannen. Nun den rechten Arm und das rechte Bein niederlegen und entspannen, der linker Arm und das linke Bein bleiben angespannt. Eine Zeit halten und versuchen, den Unterschied zu spüren. Dann auch das linke Bein und den linken Arm niederlegen und entspannen.

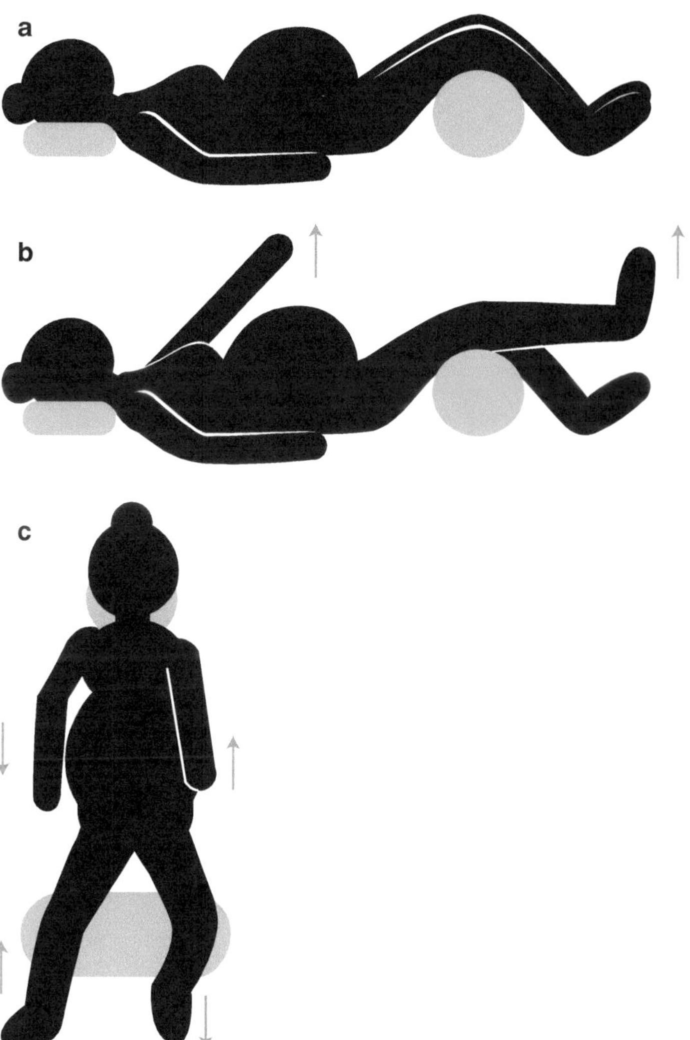

Abb. 10.7   a–c Übung 6: Ausgangsposition einnehmen, dann Arme und Beine (vom Knie ab) leicht anheben und anspannen. Nun den linken Arm angespannt lassen, den rechten Arm entspannen, das rechte Bein angespannt lassen, das linke Bein entspannen. Eine Zeit lang halten. Anschließend beide Arme und Beine niederlegen und entspannen.

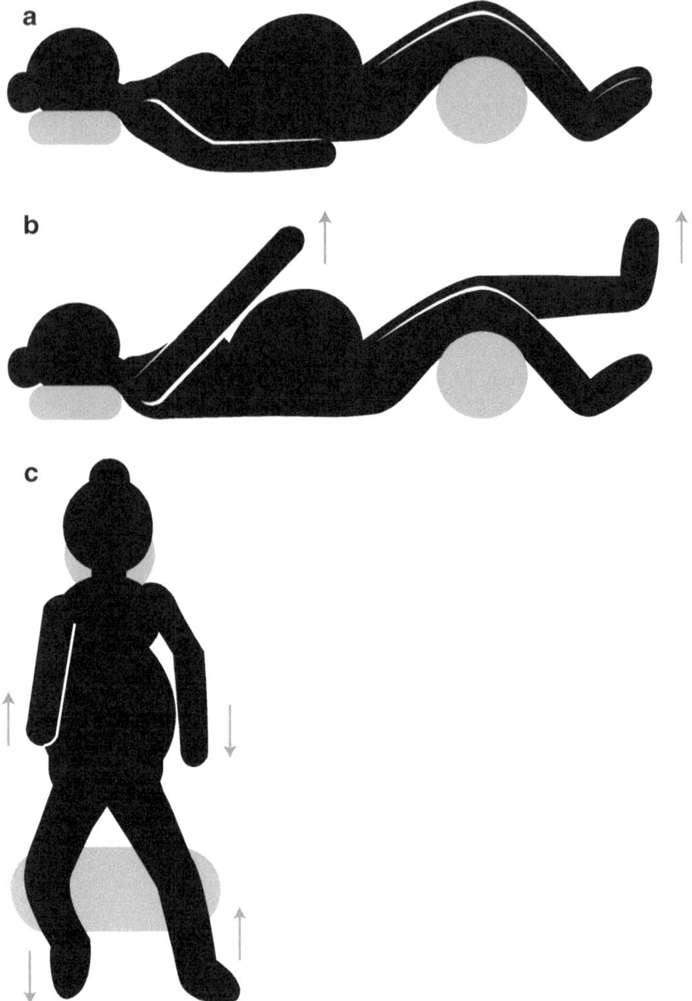

Abb. 10.8 a–c Übung 7: Ausgangsposition einnehmen, dann Arme und Beine (vom Knie ab) leicht anheben und anspannen. Nun den rechten Arm angespannt lassen und den linken Arm entspannen, das rechte Bein entspannen und das linke Bein angespannt lassen. Eine Zeit lang halten. Anschließend beide Arme und Beine niederlegen und entspannen.

Übung Nun den rechten Arm angespannt lassen und den linken Arm entspannen, das rechte Bein entspannen und das linke Bein angespannt lassen. Eine Zeit lang halten.

Anschließend beide Arme und Beine niederlegen und entspannen.

10.3 Noch einige Hinweise

Steigen Sie schrittweise in das Üben ein, d. h. nicht am ersten Tag alle Übungen auf einmal.

Tipp

Es empfiehlt sich in der ersten Woche, nur Übung Nr. 1 und Nr. 2 durchzuführen, in der 2. Woche Übung Nr. 3 dazuzunehmen, in der 3. Woche zusätzlich Übung Nr. 4 und Nr. 5 und erst in der 4. Woche Übung Nr. 6 und Nr. 7. Die Übungen sollten immer in der vorgegebenen Reihenfolge durchgeführt werden, d. h. Beginn mit der „einfachsten" und dann schrittweise steigern. Wenn eine „höhere" Übung nicht gelingt, dann zur vorherigen zurückgehen.

Durch regelmäßiges Üben, i. e. 5–10 Minuten täglich, und Konzentration auf Entspannung, d. h. bildhaftes Vorstellen des z. B. entspannten Arms, wird es wie von selbst zunehmend zur Entspannung kommen. Vermeiden Sie verkrampftes Üben, denn Enttäuschungen führen nicht zum Ziel! Nur das geduldige Üben führt zu zunehmender Entspannung. Ziel ist nicht das Erreichen vollkommener Entspannung, denn die gibt es nicht.

Das Anspannen und Anheben der Beine bezieht sich nur auf die Unterschenkel und Zehen, d. h. auf die Beine von den Knien abwärts. Dazu braucht es Kissen unter den Knien, weil ein flach am Boden liegendes Bein überstreckt ist und nicht entspannt sein kann. Beim Anheben des Beins vom Hüftgelenk an besteht die Gefahr von Krämpfen, obendrein werden die Bauchmuskeln angespannt, was in der Schwangerschaft ungünstig ist.

Machen Sie zwischen jeder Übung eine kurze Pause, übertreiben Sie die Zahl der Übungen nicht!

Vergessen Sie nicht, während der Übungen ruhig und tief zu atmen! Wenn Sie schon fortgeschritten sind, können Sie versuchen, die Entspannungsübungen mit der Langsam-Tief-Atmung zu koppeln. Sie sollten sich damit aber nicht zu früh überfordern.

Tipp

Es ist sinnvoll, mit diesen Übungen ca. 6–8 Wochen vor dem errechneten Geburtstermin zu beginnen. Es bringt nichts, wenn zu früh begonnen wird, da erfahrungsgemäß die Intensität des Übens mit der Zeit nachlässt. Nur regelmäßiges Üben befähigt, Erlerntes umzusetzen. Alles Gute und viel Ausdauer!

11

Die aktuelle Diskussion um „Gewalt unter der Geburt"

11.1 Zur gegenwärtigen Debatte „Gewalt unter der Geburt" – und wie sich Gebärende vor Gewalterfahrungen schützen können

Geburt ist ein gewaltiges Ereignis. Ist uns das in unserer Gesellschaft heute noch bewusst? Und wird nicht mit falschen Erwartungen gearbeitet, die zu Enttäuschungen führen müssen?

Die Weltgesundheitsorganisation (WHO 2014) definiert Gewalt in der Geburtshilfe als

Handlungen und Vorgänge, die sich während der Schwangerschaft, unter der Geburt oder im Wochenbett negativ beeinflussend, verändernd oder schädigend auf Frauen und ihre Kinder auswirken.

© Springer-Verlag GmbH Deutschland, ein Teil von Springer Nature 2019   **111**
H. Neumann, B. Maier, *Geburt positiv erleben*,
https://doi.org/10.1007/978-3-662-58375-3_11

Die WHO fordert ausdrücklich das Recht von Frauen auf eine würde- und respektvolle Behandlung sowie körperliche Unversehrtheit unter der Geburt ein. Ersteres ist eine Selbstverständlichkeit, um Zweites bemüht sich ein ganzes Team. Unversehrtheit wird oft auch als frei von Interventionen definiert, was bei notwendigen Eingriffen zur Abwendung von Schäden für Mutter und Kind nicht immer garantiert werden kann.

In diesem Kapitel möchten wir auf eine Problematik eingehen, die die Geburtshilfe im deutschsprachigen Raum seit einiger Zeit zunehmend beschäftigt. Geburtshelfern, die die Entwicklung der Geburtshilfe in den vergangenen 50 Jahren nicht nur erlebt, sondern auch mitgestaltet haben, schmerzt diese Diskussion ganz besonders. Vieles davon ist schon in den vorangegangenen Kapiteln zur Sprache gekommen.

Was bedeutet Gewalt unter der Geburt? Wie und was wird als Gewalt erlebt?

In Büchern mit Berichten von Betroffenen und in Internetforen werden unnötig häufige Untersuchungen, Kristeller-Handgriffe, unnötige Einleitung einer Geburt, unnötige Episiotomien, forcierte Gewinnung der Plazenta, Bewegungseinschränkung unter der Geburt und vor allem **Eingriffe, die medizinisch nicht notwendig sind,** als Gewalterfahrungen genannt. Dabei wird auch auf die in Österreich und Deutschland hohen Sectioraten von über 30 % hingewiesen als objektivierendes Zeichen dafür, dass die physiologische Geburt in den Hintergrund gedrängt wird.

Als Mitursache für diese Erfahrungen wird die Technisierung der Geburtshilfe gesehen, die allzu rasche Definition von Risikoschwangerschaft, die mangelnde Zeit für Aufklärung. Ein Eingriff ohne medizinischen Mehrwert wird als gewaltsamer Übergriff definiert. Aber wer definiert den Mehrwert, die Indikation zum Handeln?

Als systemische Ursachen werden beschrieben:

- finanzielle Anreize,
- Personalmangel (keine 1:1-Betreuung = eine Gebärende für eine Hebamme),
- mangelnde Gebärbeziehungen im Vorfeld (Begleithebamme, **Doula***),
- Forensik im Sinne von Defensivmedizin.

Vor mehr als 50 Jahren hat Leboyer mit seinem Buch „Geburt **ohne** Gewalt" eine grundlegende Veränderung in der damaligen Geburtshilfe im Umgang mit dem Neugeborenen eingeleitet. Wenn heute ein Buch mit dem Titel, „Gewalt **unter** der Geburt" Diskussionen auslöst, bezieht sich das auf die Erfahrungen der Gebärenden.

In Internetforen oder anderen Medien wird über Erfahrungen von Gewalt unter der Geburt in Gebärkliniken berichtet. Es scheint fast so, als wären derartige Vorkommnisse alltäglich. Steht es wirklich so schlecht um die Betreuung der Gebärenden? Wenn dem so ist, stellt sich die Frage, ob Frauen überhaupt so gebären können wie in diesem Büchlein beschrieben. Deshalb ist es notwendig, dieser Frage noch einmal nachzugehen.

Die Berichte von Frauen zu Gewalt im Kreißsaal sind bedrückend und tragen nicht zur Vertrauensbildung in die heutige Geburtsmedizin bei. Zweifellos haben Frauen ihre Geburten so erlebt. Man fragt sich, wozu es in fast allen Kliniken Ombudsleute gibt, die in derartigen Fällen informiert werden können und den Kritiken nachgehen sollten. Aber schaut die Realität in den Gebärkliniken tatsächlich so schlecht aus?

Auch wenn die Geburtshilfe nicht überall so ist, wie sie sein sollte, so gibt es sicher viele Gebärklinken, in denen die Betreuung hervorragend ist. Gerade dort tätigen Geburtshelfern wird es wehtun, mit solchen Vorwürfen konfrontiert zu werden. Auch werden solche Berichte nicht dazu beitragen, Ängste zu verringern. Im Gegenteil: Zu den Ängsten vor der Geburt kommen Ängste vor schlechter Betreuung.

Es wurde in diesem Buch schon mehrfach darauf hingewiesen, dass Schilderungen von dramatischen Geburtserfahrungen ungleich häufiger vorkommen als Berichte von positiven. Dies hat auf das Gebären einen negativen, weil verängstigenden und somit verkrampfenden Einfluss. Es ist erstaunlich, dass bei Diskussionen um Geburtserfahrungen Frauen kaum über positive Geburtserfahrungen berichten. Zweifellos gibt es viele Frauen, die in diesen schweren Stunden Liebe, und Zuwendung, also eine umfassende Betreuung erlebt haben.

Gewalt im Kreißsaal und unter der Geburt ist traumatisierend für Mütter, Kinder und Väter, aber auch für das geburtshilfliche Personal. Mütter und Väter können mit Versagensängsten, posttraumatischen Belastungsstörungen, postpartalen Depressionen mit Still- und Bondingproblemen sowie sekundärer Sterilität und einer gesteigerten Nachfrage von Wunschsectiones nach traumatisierender Geburt reagieren. Das geht gegen unsere Intention als engagierte Geburtshelfern. Wir sind uns unserer professionellen wie menschlichen Aufgabe bewusst. Diese Aufgabe schließt aber auch die Verantwortung ein, Interventionen zum Schutz von Mutter und Kind einzusetzen, auch wenn diese nicht dem ursprünglichen Wunsch der Mutter entsprechen. Oft wird deren Notwendigkeit auch erst im Nachhinein verstehbar.

11.2 Kommunikation

Nach Eingriffen in den nicht mehr physiologischen, pathologisch gewordenen Ablauf der Geburt ist ein Debriefing im Team, aber auch ausführliche nachgehende Gespräche mit der betroffenen Frau und ihrem Partner im Wochenbett – ohne Zeitdruck mit verständlichen Erklärungen zu den durch die Intervention abgewendeten negativen Konsequenzen – grundlegend für die Verarbeitung des Geschehens.

Jede Gebärende sollte wissen, dass Geburt mit Naturgewalt zu tun hat. Die Ideen der „sanften Geburt" haben zwar viel Gutes im Mutter-/Vater-Kind-Bonding bewirkt, sind aber auch dafür verantwortlich, dass manche Frauen mit falschen Erwartungshaltungen in die Geburt gehen. Gebären wird immer anstrengend sein. Das kommt für manche Frauen überraschend, weil das Wissen um das Gebären mangelhaft und oft verfälscht vermittelt worden ist. Dies führt dazu, dass notwendige Handlungen der Geburtshelfern nicht verstanden werden. Nicht immer ist in Situationen, die für Mütter oder Kinder bedrohlich sind, Zeit und Ruhe vorhanden, den notwendigen Eingriff ausführlich zu erklären. Nicht immer ist die Gebärende oder ihr Partner in der Lage, die Information rasch und korrekt aufzunehmen. Nicht immer gelingt es Geburtshelfern in Stress und Zeitnot, die notwendige Vorgangsweise verständlich und nachvollziehbar zu vermitteln. Die Kommunikation mit Betreuten ist häufig ein Problem in der Medizin. Selbst in Ruhesituationen gelingt sie nicht immer. Um wie viel schwieriger ist sie in Notsituationen.

Geburtsbegleitung beschränkt sich, wenn alles physiologisch verläuft, auf ein Beobachten, einen Stand-by, wobei die Geburtshelfern aufgrund der Vorgeschichte der Frau, aufgrund eigener traumatischer Erfahrungen auch dabei latentem Stress ausgesetzt sein können. Sie tragen die Verantwortung für die Gesundheit von Mutter und Kind. Diese Verantwortung macht es ihnen nicht leicht, ruhig und verständnisvoll im Hintergrund zu bleiben. Sie sind es nämlich, die bei ungünstigem Geburtsverlauf auch selbst traumatisiert sein können und obendrein mit rechtlichen Folgen zu rechnen haben.

Gebärende und ihre Partner kommen zur Geburt mit ihren Wünschen und Vorstellungen. Ihre Erwartungen sind oft nicht realitätsbezogen. So kann schon die Gewalt der Wehen ein Schock für sie sein. Deswegen sollte bei der Vorbereitung keine verharmlosende Vorstellung von der bevorstehenden Geburt erzeugt werden.

Wann sie beginnen wird und wie eine Geburt ablaufen wird, ist nicht vorhersehbar. Sie ist ein naturgegebener gewaltiger Akt, und jede Frau wird sie in ihrer individuellen Weise bewältigen. Hilfe der Umgebung kann notwendig werden. Es kann sein, dass ein unvorhergesehener Eingriff einen Schock verursacht. Jeder Eingriff – ob als Einsatz von Wehenmittel, Dammschnitt, Saugglocke, Kaiserschnitt durchgeführt – hat eine Indikation und wird nicht wahllos angewendet. Er kann als Gewalt empfunden werden, wenn er nicht in das vorgefertigte Bild der Geburt passt. Während die Gebärende und ihr Partner emotional reagieren, müssen Geburtshelfer rational agieren. Allein das macht die Kommunikation nicht einfach.

Es ist uns hoffentlich mit diesem Buch gelungen, Schwangeren bewusst zu machen, wie bedenklich, ja geradezu „gefährlich" es sein kann, mit fixen Vorstellungen an die Geburt heranzugehen,

Dazu eine Schilderung von einer Geburt, bei der ich mir den Vorwurf gefallen lassen musste, Gewalt angewendet zu haben: Ich wurde zu einer Geburt gerufen, bei der die betreuende Hebamme nicht mehr weiterkam. Die Gebärende hatte klare Vorstellungen von ihrer Geburt. Sie bestand darauf, ihr Kind im Vierfüßlerstand zur Welt zu bringen. Die Hebamme berichtete, dass der Kopf des Kindes schon seit einiger Zeit geburtsbereit stand, aber trotz aller Bemühungen nicht geboren werden konnte. Ihr Befund stimmte. Es schien dem Kind noch gut zu gehen, soweit dies in der Position der Schwangeren feststellbar war. Ich schlug vor, noch weiter zu versuchen, zu einer vaginalen Geburt zu kommen, auch weil die Gebärende darauf bestand.

Nach einer halben Stunde war die Situation weiterhin unverändert. Langsam machte ich mir Sorgen um das Kind, weil ich überzeugt war, dass das Hindernis für die Geburt die Gebärposition war. Dennoch warteten wir weiter. Schließlich kam es zur Verlangsamung der kindlichen Herztöne und ich ordnete an, in eine halbliegend-halbsitzende Stellung zu wechseln. Mit der nächsten Wehe wurde das Kind geboren. Ich erhielt jedoch kein „Lob", sondern bittere Vorwürfe wegen meiner „direktiven Gewaltausübung" unter der Geburt.

Zweifellos habe ich nicht dem Wunsch der Gebärenden Folge geleistet, allerdings mit gutem Grund, der Sorge um die Gesundheit des Kindes. Vielleicht wäre es auch in der von der Frau gewünschten Stellung zur Geburt eines gesunden Kindes gekommen, es schien aber bereits aufgrund der abfallenden der Herztöne gefährdet.

Es war vernünftig, den sicherer Weg zu beschreiten. Geburtshelfer allein sind verantwortlich für das Ergebnis der Geburt. Geburtshelfer werden immer wieder Entscheidungen treffen müssen, um Risiken für Mutter und Kind hintan zu halten. Das wird oft nicht in dieser Tragweite wahrgenommen und führt zu Ärger bei den Gebärenden. Umso wichtiger ist es für Schwangere, sich realitätsbezogen auf die Geburt vorzubereiten. Es ist bedenklich, wenn Schwangeren durch eine Vorbereitung eine „leichte, sanfte und dabei auch sichere Geburt" versprochen wird.

Wir haben mehrfach darauf hingewiesen, wie wichtig es für Frauen ist, sich rechtzeitig mit ihrer Geburtsklinik in Verbindung zu setzen. So kann im Vorhinein abgeklärt werden, welche Geburtsphilosophie diese verfolgt, ob sie z. B. „die Chance auf Spontangeburt erhöhen" möchte oder eine hohe Sectio-Rate aufweist. Es können auch Wünsche geäußert werden, und die Frau kann beizeiten erfahren, was möglich ist und was nicht. Sie kann sich auch für eine andere Geburtsklinik entscheiden. Geburtskliniken werden sich deshalb bemühen, ihr Angebot zu definieren, z. B. „so natürlich wie möglich, so sicher wie nötig".

Wir sind noch weit von idealen Verhältnissen entfernt, und auch Kommunikationsprobleme gehören zum Alltag.

Dies ist aber bedenklich,

- wenn falsche Erwartungshaltungen geschaffen werden wie z. B. die Senkung der Kaiserschnittrate auf unter 10 %, die des Dammschnittes auf unter 20 %,
- wenn die Übertragungsproblematik verharmlost wird,
- wenn Vorgangsweisen geschildert werden, die längst nicht mehr und wenn, nur in Ausnahmefällen zur Anwendung kommen, wie die Schamrasur, der Einlauf, ein Ess- und Trinkverbot, eine kontinuierliche kindliche Herztonüberwachung ohne medizinischen Grund, eine Rückenlage mit hochgelegten Beinen u. v. m.

Die Diskussion um Gewalt unter der Geburt hat Ursachen, denen nachgegangen werden muss. Aber sie trägt auch dazu bei, Ängste zu vertiefen. Enttäuschungen über Geburten wird es immer geben, oft als Folge von falschen Erwartungen.

Geburtshelfern sind mehr denn je gefordert, der Geburtsvorbereitung ihre Aufmerksamkeit zu widmen.

Es gibt nur ein Ziel: Die Gesundheit von Mutter und Kind. Es werden sich nicht immer alle Beteiligten einig sein, auf welche Weise dieses Ziel erreicht werden kann. Die Verantwortung für die Erreichung dieses Ziels liegt bei den Geburtshelfern. Vertrauen in Hebamme und Geburtshelfern ist jedoch hilfreich und wirkt unterstützend.

Unser Credo als GeburtshelferInnen

- Wir bemühen uns, Gebärende mit **Respekt und Feinfühligkeit** zu begleiten und ein positives Geburtserlebnis zu ermöglichen. Eine psychosomatisch orientierte Geburtshilfe versteht, dass jede Gebärende ihre Erfahrungen aus ihrem bisherigen Leben in die Geburt einbringt und diese ihr Geburtserleben beeinflussen. Damit wird auch verständlich, dass Vorstellungen von einer „idealen Geburt" auseinandergehen.
- „Nicht das Kind mit dem Bad ausschütten": Eine gelungene Geburt ist eine sichere Geburt. Die Medizin hat – was Mütter- und Kindersterblichkeit wie auch nachhaltig negative Folgen für deren Gesundheit betrifft – große Fortschritte gemacht. Dies sollte nicht unterbewertet werden und in einen therapeutischen Nihilismus mit Ablehnung von für Frauen- und Kindergesundheit notwendigen Eingriffen führen. Auch gehen viele Frauen mit besonderen Vorbedingungen in die Geburt, die eine medizinische Betreuung erfordern, um Schaden von ihnen und ihren Kindern abzuwenden. Die Debatte ist differenziert zu führen.
- Eine frauenfreundliche Gesundheitspolitik schafft in unserer Gesellschaft Strukturen, die Frauen wie dem sie betreuenden Personal eine Geburtshilfe **so natürlich wie möglich, so sicher wie nötig** ermöglichen. Ein biopsychosoziales Modell mit Beachtung der Bedürfnisse von Gebärenden ist dafür wesentliche Grundlage.
- Geburt soll als das gewaltige und wunderbare Geschehen erlebbar gemacht werden, das es ist: einem neuen Menschen in sein Dasein verhelfen, Eltern werden zu können – mit der Unterstützung von Hebammen und Geburtshelfern.

12

Nachwort

12.1 Gebären – Lust und Leid?

Wenn es gelungen ist, Sie liebe Schwangere weg vom Erleiden zur aktiven Gestaltung Ihrer Geburt zu ermutigen, dann hat dieses Buch seine Aufgabe erfüllt. Wie nahe Sie dabei der „Lust" kommen, bleibt abzuwarten. Es besteht aber heute mehr denn je die Möglichkeit, dass Schwangere zumindest das „Leid" hinter sich lassen können.

Frauen haben Wahlmöglichkeiten. Keine Frau ist mehr gezwungen, in einer schicksalhaften Art und Weise ihr Kind zur Welt zu bringen. „Leidvolle Geburten" sollten der Vergangenheit angehören. Die neue Entscheidungsfreiheit bringt aber auch Probleme mit sich: Frauen müssen nämlich selbst Entscheidungen treffen und sie dann verantworten. Jede Entscheidung sollte der Gebärenden im Rahmen des medizinisch Sinnvollen freistehen. Die Aufgabe der Geburtshilfe besteht darin, ihr in ihrer Entscheidung beizustehen, aber ihr auch im Sinne der nachhaltigen Folgen für ihr gesamtes Leben die Augen zu öffnen.

© Springer-Verlag GmbH Deutschland, ein Teil von Springer Nature 2019 **121**
H. Neumann, B. Maier, *Geburt positiv erleben*,
https://doi.org/10.1007/978-3-662-58375-3_12

Diese Situation ist in der langen Geschichte der Geburt und des Gebärens neu. Sie stellt eine erfreuliche Entwicklung dar, weil Frauen heute relativ angstfrei an Schwangerschaft und Geburt herangehen können.

Eine Schwangerschaftsbegleitung unter Betonung des Physiologischen wird weniger als Schwangerschaftskontrolle empfunden. Vergessen wir nicht, dass mehr als 96 % der Kinder gesund zur Welt kommen und mehr als 80 % der Geburten „normal" verlaufen könnten, wenn sich Frauen und ihre Geburtshelfer darum bemühen.

Geburtsvorbereitung kann dazu beitragen, Frauen bei der Bewältigung einer anstrengenden Geburt zu helfen. Sie sollte deshalb in die Schwangerschaftsbegleitung eingebunden sein, damit sich eine Frau für die Art des Gebärens auch tatsächlich informiert entscheiden kann. So gesehen kann sich zu guter Letzt auch „Lust" einstellen. Möge die folgende Schilderung ein bisschen „Lust" auf die Geburt machen!

Es war die dritte Geburt eines Paares, erstmals war der Vater dabei. Das Paar hatte sich gemeinsam in einem Kurs vorbereitet. Er war ein sogenanntes „gestandenes Mannsbild", von Beruf Polier, kräftig gebaut und mit starken Händen. Sie war eher zart, aber sehr bewusst in dem, was und wie sie es tat.

Die Geburt verlief rasch und problemlos, und beide durften nach der Geburt mit ihrem Neugeborenen noch eine Zeit allein sein. Als ich nach einer halben Stunde die Türe leise öffnete, um nachzusehen, ob alles in Ordnung war, sah ich den Vater seiner Frau gegenübersitzen, das Kind im Arm haltend, das ihn mit großen Augen anschaute, während die Mutter beide liebevoll beobachtete. Ich hörte den Vater zu seinem Kind sagen: „Und weißt Du was, nächstes Jahr fahren wir beide mit dem Schlitten hinter dem Haus den Berg hinunter!" Das Kind schaute ihn mit großen Augen an. Ich schloss leise die Tür und die drei hatten eine weitere Stunde für sich allein. Das ist „sanfte Geburt." Auch für einen Geburtshelfer.

Anhang

Fachausdrücke und Begriffserklärungen

Ambulante Geburt

Es besteht die Möglichkeit, die Geburt im Krankenhaus durchzuführen und danach mit dem Kind nach Hause zu „gehen". Voraussetzung ist, dass es Mutter und Kind gut geht. Viele Abteilungen verlangen den Nachweis, dass eine Hebamme Sie im Wochenbett betreut und sich um Sie und Ihr Kind kümmert, denn Gebären ist anstrengend. Im sogenannten Wochenbett sollten sich Mutter und Kind erholen können.

Apgar-Werte

Virginia Apgar, eine amerikanische Narkoseärztin, hat den Zustand des Kindes nach der Geburt benotet. Ihr Standard hat sich weltweit durchgesetzt. Beurteilt wird 1 Minute nach der Geburt, 5 Minuten, 10 Minuten (Tab. A.1).

Eine Bewertung über 8 Punkte ist gut. Wenn der Wert 1 Minute nach der Geburt niedriger sein sollte, also z. B. 5,

© Springer-Verlag GmbH Deutschland, ein Teil von Springer Nature 2019
H. Neumann, B. Maier, *Geburt positiv erleben*,
https://doi.org/10.1007/978-3-662-58375-3

Tab. A.1 Apgar-Werte. (Beurteilung 1 Minute nach der Geburt, nach 5 Minuten, nach 10 Minuten)

Kriterien	0 Punkte	1 Punkt	2 Punkte
Herzschlag	Nicht vorhanden	Unter 100	Über 100
Atmung	Keine	Flach, unregelmäßig	Kräftig, schreien
Hautfarbe	Blau, blass	Körper rosa, Extremitäten blau	Körper und Extremitäten rosa
Reflexe	Keine	Schrei	Kräftiger Schrei
Muskeltonus	Schlaff	Wenige Beugungen	Aktive Bewegung der Extremitäten

kommt es darauf an, wie rasch sich das Kind erholt. Wenn es nach 5 Minuten mindestens 9 Punkte hat, war es nur kurzzeitig beeinträchtigt.

Tipp

Heute wird aus der Nabelschnurarterie der pH-Wert bestimmt, der eine objektive Aussage über die Sauerstoffversorgung des Neugeborenen liefert. Auf diese kommt es ja schließlich an.

Blasensprung

Das Kind „schwimmt" in der Gebärmutter im Fruchtwasser. Unter der Geburt „platzt" die Fruchtblase, es kommt zum Abgang von Fruchtwasser, zum Blasensprung. Wenn dieser unter der Geburt erfolgt, sprechen wir von einem rechtzeitigen Blasensprung. Zumeist kommt es zum Blasensprung, wenn das Kind mit seinem Kopf schon in den Beckenkanal eingetreten ist.

Es gibt auch den „vorzeitigen Blasensprung" mit Fruchtwasserabgang, bevor die Geburt begonnen hat, bevor die Wehen eingesetzt haben. Jede Schwangere, die einen vorzeitigen Blasensprung hat, sollte umgehend an ihrem Entbindungsort untersucht werden. Bei einem sog. „tiefen" Blasensprung reißt die Eihaut der Fruchtblase am tiefsten Punkt im Bereich des Muttermundes. Wenn es zu einem reichlichen Fruchtwasserabgang kommt, besteht die Gefahr, dass die Nabelschnur vorfällt. Das kommt vor, wenn sie tief liegt und der vorangehende Kindesteil den Beckeneingang nicht „abdichtet" – z. B. bei einer Beckenendlage oder Querlage. Das bedeutet, dass mit jeder Wehe die Nabelschnur eingeklemmt und die Sauerstoffversorgung des Kindes unterbrochen werden kann. Ist das der Fall, dann muss das Kind durch einen Kaiserschnitt gerettet werden. Eine normale Geburt würde es nicht überleben.

Deshalb ist bei Blasensprung **umgehend** die Geburtsklinik aufzusuchen.

Wenn die Nabelschnur nicht vorliegt und der vorangehende Kindesteil – zumeist der Kopf – „abdichtet", kann zugewartet werden. Fast immer werden in absehbarer Zeit, also nach wenigen Stunden, die Wehen einsetzen und die Geburt in Gang bringen. Letztlich sollte die Geburt auch deswegen in Gang kommen, weil mit dem Blasensprung Keime aus in der Scheide in die Gebärmutterhöhle aufsteigen und zu einer bedrohlichen Entzündung von Mutter und Kind führen können.

Bei einem sog. „hohen" Blasensprung reißt die Eihaut der oberen Gebärmutterhöhle ein, und das Fruchtwasser rinnt dann meistens nur spärlich ab. Es besteht zwar keine Gefahr für einen Nabelschnurvorfall, der Blasensprung wird aber von der Schwangeren oft erst später wahrgenommen, sodass Zeit vergeht, bis sie am Entbindungsort eintrifft. Auch in dieser Situation fällt die Schutzbarriere gegen Keime aus der Scheide weg. Ein „hoher" Blasensprung führt oft auch nicht zum Wehenbeginn, sondern zu einer Infektion. Deshalb muss die Geburt mit Wehenmitteln eingeleitet werden. Also auch in diesem Fall ist **umgehend** der Entbindungsort aufzusuchen, sobald der Verdacht auf einen Blasensprung besteht.

Damm

Der Damm ist der Bereich zwischen Scheide und After. Er besteht aus Muskeln und Bindegewebe und wird bei der Geburt vom Kopf des Kindes regelrecht ausgewalzt, weil dieser in der Pressphase auf den Damm gedrückt wird und an ihm in Richtung Scheidenausgang wandert. Der Scheidenausgang muss schließlich auf die Größe des Kopfes ausgeweitet werden, damit das Kind geboren werden kann. Das ist nur durch das Überdehnen des Damms möglich. Gelingt diese Überdehnung nicht, wird der Damm verletzt.

Dammriss

Wenn sich der Damm nicht ausreichend dehnen lässt, reißt er ein. Dies wird von der Gebärenden nicht als Schmerz gespürt, da der Damm immer am Höhepunkt des Druckes einreißt. Die Gebärende hat den Eindruck, dass endlich ein Widerstand nachgegeben hat. Der Riss kann unterschiedlich groß sein, manchmal ist er so klein, dass er nicht genäht werden muss. Ein größerer Riss erfordert eine Wundversorgung. Die Wunde macht kaum Schwierigkeiten. Sie heilt im Allgemeinen rasch.

Doula

Frau, die einer werdenden Mutter vor, während der Geburt und danach emotional beisteht und sie begleitet. Sie hat selbst Geburtserfahrung und kommt aus dem Kulturkreis der Schwangeren.

Einlauf

In früheren Zeiten, als es deutlich mehr Haus- als Krankenhausgeburten gab, spielte der Einlauf eine wichtige Rolle. Er wurde wahrscheinlich aus zwei Gründen gemacht:

- „Verstärkung" der Wehentätigkeit (manchmal wurde er direkt als Einleitungsversuch verwendet).
- Die Frau hat in der Pressphase häufig das Gefühl, als würde sie Stuhl entleeren müssen. Dies bewirkt der Kopf des Kindes, der auf den Enddarm drückt. Wenn der Enddarm leer ist, kann die Frau pressen, ohne Angst haben zu müssen, dass Stuhl abgeht. Schon als Kinder haben wir „Sauberkeit" gelernt. Dies könnte unterbewusst dazu führen, dass eine Frau in dieser Phase nicht mehr so richtig mitarbeiten möchte, um einen Stuhlabgang zu vermeiden.

Ob ein Einlauf wirklich Sinn macht, weiß niemand so recht. Heute kann jede Frau selbst entscheiden, ob sie ihn will oder nicht.

Episiotomie oder Dammschnitt

Der Damm ist das Gewebe zwischen After und Scheide. Zum Durchtritt des kindlichen Kopfes muss sich die Scheidenöffnung sehr stark erweitern, was auch in vielen Fällen problemlos gelingt. Wenn dies nicht geschieht und ein bedenklich großer Dammriss droht, wird vorsorglich ein Schnitt gemacht. Eine weitere Indikation für einen Dammschnitt ist, wenn es dem Kind nicht mehr „gut" geht und die Geburt rasch beendet werden muss.

Fruchtwasser

Das Kind „schwimmt" in seinem Fruchtwasser. Es hat eine Schutzfunktion und bewirkt den Erhalt einer gleichmäßigen Temperatur. Selbst wenn die Mutter hohes Fieber hätte, würde die Temperatur des Fruchtwassers nur wenig und nur sehr langsam ansteigen.

Durch das Fruchtwasser hat der Fetus Bewegungsmöglichkeit. In den frühen Schwangerschaftswochen kann er sich ganzkörperlich bewegen, in den späten, Arme und Beine. Letztlich ernährt sich das Kind auch über das Fruchtwasser.

Geburtsphasen

Die Geburt wird in 4 Phasen eingeteilt:

- **Eröffnungsphase** – Eröffnung des Muttermundes, der über die gesamte Schwangerschaft verschlossen bleiben musste, damit es nicht zu einer Frühgeburt kam. In der Eröffnungsphase wird er durch die Wehen aufgedehnt. Dies kann relativ lange dauern.
- **Austreibungsphase** – Das Kind wird durch den Geburtskanal bewegt. Grob geschätzt machen Austreibungs- und Eröffnungsphase zusammen ca. 2/3 der Dauer der Geburt aus.
- **Übergangsphase** – Diese Phase bezeichnet einen für die Betreuung der Frau bedeutenden Abschnitt der Geburt. Der vorangehende Kindsteil, zumeist der Kopf, drückt auf den Damm und vermittelt einen Pressdrang. Diesem Drang darf noch nicht nachgegeben werden, weil oft der Muttermund noch nicht ganz geöffnet ist und das Kind so aus der Gebärmutter noch nicht heraus kann. Der Pressdrang sollte veratmet werden. Diese Phase dauert meist nicht lange.
- **Pressphase** – In dieser Phase soll die Gebärende mitpressen, damit das Kind geboren werden kann.

Herzton-Wehenschreiber oder Cardiotokogramm (CTG)

Das CTG zeichnet die kindlichen Herztöne und die Wehen auf und beschreibt die Befindlichkeit des Kindes. Nachteile sind, dass die Gebärende während dieser Aufzeichnung in ihrer Bewegungsfreiheit eingeschränkt ist und dass Fehlinterpretationen zu nicht notwendigen Eingriffen führen können.

Kaiserschnitt oder Sectio

Das Kind wird operativ aus der Gebärmutter „geholt". Dazu müssen in Anästhesie die Bauchdecke und auch die Gebärmutter eröffnet werden. Das geht relativ schnell. Das Kind kann dann aus der Gebärmutter herausgehoben werden. Schließlich müssen die einzelnen Schichten wieder verschlossen, d. h. zugenäht werden.

Kreuzstich oder Epidural- bzw. Periduralanästhesie/ Spinalanästhesie

Durch die Injektion von schmerzstillenden Substanzen in den Wirbelkanal wird die Frau vom Unterleib abwärts unempfindlich für Schmerzen. Sie wird sie nicht spüren.

Manualhilfe

Bei einer Beckenendlage, oft auch als Steißlage bezeichnet, muss ein erfahrener Geburtshelfer das Kind „entwickeln". Das Kind wird mit seinem Kopf zuletzt geboren. Die Nabelschnur ist zwischen Kopf und Beckenausgang eingeklemmt, und das Kind muss in Minuten geboren werden, der Geburtshelfer hilft mit gezielten Handgriffen.

MBU Mikroblutuntersuchung

Abnahme eines Tropfens Blut vom Baby zur exakten Bestimmung seines Zustands.

Morbiditätsrate

Rate an Erkrankungen in Verbindung mit Schwangerschaft oder Geburt.

Mortalitätsrate

Rate an Todesfällen aufgrund von Schwangerschaft oder Geburt.

Plazenta oder Mutterkuchen oder Nachgeburt

Die Plazenta ist das Versorgungsorgan des Kindes in der Gebärmutter. Über die Plazenta bekommt das Kind die notwendigen Nährstoffe und den Sauerstoff, gibt aber auch seine „Abfallprodukte" an die Mutter ab. Die Geburt ist erst beendet, wenn die Nachgeburt „geboren" ist.

Rhesusfaktor

Der Rhesusfaktor ist ein Teil der Blutgruppen A – B – AB – 0. Wenn die Blutgruppen bzw. der Rhesusfaktor der Eltern nicht zusammenpassen, werden Kinder entweder lebensunfähig oder mit schweren Behinderungen geboren. Heute kann mit einer Rhesus-Immunisierung erreicht werden, dass diese Kinder gesund geboren werden.

Saugglocke

Wird zur Geburtsbeendigung, wenn es dem Kind in der letzten Geburtsphase nicht mehr gut gehen sollte, verwendet und zwar, wenn der Kopf des Kindes schon geburtsbereit ist, aber entweder die Wehen zu schwach oder die Herztöne des Kindes bedenklich sind. Die Saugglocke wird am Kopf des Kindes über ein Vakuum befestigt, und der Geburtshelfer zieht an der Saugglocke während einer Wehe. So gelingt es, das Kind rasch auf die Welt zu bringen.

Wassergeburt

In den 80er-Jahren des vorigen Jahrhunderts wurde die Wassergeburt sehr beworben. In vielen Entbindungsabteilungen wird sie auch heute noch angeboten. Die Gebärende liegt während der Geburt in einem Wasserbad und bringt ihr Kind zur Welt. Es gibt für diese Entbindungsmethode zwei Argumente:

- Warmes Wasser hilft, sich darin zu entspannen, und dies macht weniger schmerzanfällig.
- Das Kind lebt 9 Monate im Fruchtwasser, so ist der Übergang ins Wasser schonender.

Beide Argumente sind nachvollziehbar. Man braucht dazu sauberes und immer gleich warmes Wasser. So gesehen ist die Wassergeburt eine „Luxusgeburt" wie auch der Wunschkaiserschnitt. Beide Geburtsformen sind in den Köpfen von Männern entstanden und haben die über Jahrtausende übliche Geburtsform verändert. Wie wir aber schon mehrfach gesehen haben, wenn wir – aus noch so guten Beweggründen – in das Geburtsgeschehen eingegriffen haben, haben diese Eingriffe nicht den gewünschten Erfolg gebracht (Beispiel: Episiotomie, postpartale Trennung von Mutter und Kind, künstliche Muttermilch).

Das Bad ist nichts Neues. Es wurde von Hebammen bei Hausgeburten immer schon angewendet. Die Ansicht, dass es für Neugeborene schonender sei, ins Wasser geboren zu werden, hat einiges für sich. Ob das tatsächlich so ist, wissen wir nicht. Letztlich muss das Kind rasch aus dem Wasser gehoben werden, damit es gleich nach bzw. gegen Ende der Geburt nicht „aspiriert", d. h. Wasser in die Lunge bekommt. Dass eine Wassergeburt das Versprechen einer „sanften" oder „leichten" Geburt hält, ist nicht zu erwarten. Eine Geburt wird immer anstrengend sein.

Wehenbeginn

Dieser ist nicht einfach zu beschreiben, denn Frauen spüren die Wehen vor allem an ihrem Beginn ganz unterschiedlich. Auf jeden Fall wird die Gebärmutter bei jeder Wehe bretthart, die Dauer einer Wehe beträgt 1–2 Minuten. Nicht alle Frauen haben dabei Schmerzen. Die Gebärmutter beginnt zu arbeiten. Diese Arbeit wird so sehr gespürt, dass Frauen davon auch aufwachen. Kontraktionen der Gebärmuttermuskulatur werden gegen Ende der Schwangerschaft zunehmend häufiger. Bei Geburtsbeginn werden die Kontraktionen stärker und die Abstände zwischen ihnen kürzer. Dann ist es Zeit, die Geburtsabteilung aufzusuchen.

Zangengeburt
Ein Hilfsmittel zur Geburtsbeendigung, das über Jahrhunderte angewendet wurde, wenn es der Gebärenden nicht gelang, das Kind aus dem Geburtskanal zu pressen. Der Geburtshelfer legt 2 Metallschaufeln um den Kopf des Kindes und zieht es dann aus dem Geburtskanal. Dieser Eingriff erforderte viel Können und wird heute kaum mehr angewendet.

Literatur

Brasch C, Richberg I (1993) Das ehrliche Buch vom Kinderkriegen. Mosaik, München

Büro für Frauengesundheit und Gesundheitsziele (2018) Wiener Grundsatzerklärung zur Spontangeburt. Die Chance auf Spontangeburt erhöhen. MA 24 – Gesundheits- und Sozialplanung der Stadt Wien. https://www.wien.gv.at/gesundheit/beratung-vorsorge/frauen/frauengesundheit/schwerpunkte/lebensphasen/schwangerschaft/kaiserschnitt.html. Zugegriffen am 22.10.2018

Caron-Leulliez M, George J (2004) L'accouchement sans douleur. Les Éditions de l'Atelier, Paris

Chertok L, Langen D (1968) Psychosomatik der Geburtshilfe. Hippokrates, Stuttgart

Derbolowsky U (1978) Richtig atmen hält gesund. Knaur, München

Dick-Read G (1950/51) Mutterwerden ohne Schmerz. Hoffmann und Campe, Hamburg

Fedor-Freybergh P (1987) Pränatale und Perinatale Psychologie und Medizin. Saphir, Älvsjö, Schweden, Versand München

Graber GH, Kruse F (1973) Vorgeburtliches Seelenleben. Goldmann, München

© Springer-Verlag GmbH Deutschland, ein Teil von Springer Nature 2019 **133**
H. Neumann, B. Maier, *Geburt positiv erleben*,
https://doi.org/10.1007/978-3-662-58375-3

Gross W (1982) Was erlebt ein Kind im Mutterleib? Ergebnisse und Folgerungen der pränatalen Psychologie. Herder, Freiburg im Breisgau

Heller A (1998) Geburtsvorbereitung Methode Menne-Heller. Thieme, Stuttgart

Hüther G, Krens I (2005) Das Geheimnis der ersten neun Monate – Unsere frühesten Prägungen. Patmos, Düsseldorf

Janus L (2005a) Wir lernen vor der Geburt, was wir von der Welt zu erwarten haben. BZgA Forum Sexualaufklärung 2:13–16

Janus L (2005b) Das vorgeburtliche und geburtliche Unbewusste – Erkundungen und Überlegungen. In: Buchholz M, Gödde G (Hrsg) Das Unbewusste in aktuellen Diskursen. Psychosozial, Gießen

Janus L (2011) Wie die Seele entsteht. Mattes, Heidelberg

Kitzinger S (1980) Geburtsvorbereitung. Kösel, München

Klaus M, Kennell J (1976) Maternal-infant bonding. The C.V. Mosby Company, Saint Louis

Kleinstein J (1991) Embryo-maternaler Dialog in der Präimplantationsphase. Vortrag im Rahmen der Giessener Gynäkologischen Fortbildung, Giessen

Leboyer F (2014) Geburt ohne Gewalt, 15. Aufl. Kösel, München

Liley AW (1972) The Fetus as a personality. Aust NZ J Psychiat 6:99–105

Maier B (2000) Ethik in Gynäkologie und Geburtshilfe. Springer, Berlin/Heidelberg/New York

Middendorf I (1990) Der erfahrbare Atem. Junfermann, Paderborn

Mongan MF (1992) HypnoBirthing. Der natürliche Weg zu einer sicheren, sanften und leichten Geburt. Mankau, Murnau

Mundlos C (2015) Gewalt unter der Geburt. Der alltägliche Skandal. Tectum, Marburg

Odent M (1978) Die sanfte Geburt. Kösel, München

Odent M (2005) Es ist nicht egal, wie wir geboren werden. Risiko Kaiserschnitt. Walter, Düsseldorf Zürich

Prill HJ, Stauber M (1982) Advances in psychosomatic obstetrics and gynecology. Springer, Berlin/Heidelberg/New York

Reinold E (1979) Das vorgeburtliche Verhalten des Feten. ISPP Tagung, Basel

Reiter A (2005) Vorgeburtliche Wurzeln der Individuation. Mattes, Heidelberg

Rennert Z, Cohen B, Goirand C (1975) L'accouchement sans douleur. Vigot Frères, Paris

Roth F (1959) Schmerzlose Geburt durch Psychoprophylaxe. Thieme, Stuttgart

Rottmann G (1974) Untersuchung über Einstellung zur Schwangerschaft und zur fötalen Entwicklung. In: Graber GH (Hrsg) Pränatale Psychologie. Kindler, München

Schindler S (1982) Geburt – Eintritt in eine neue Welt. Hogrefe, Göttingen

Verny T, Kelly J (1981) Das Seelenleben des Ungeborenen. Wie Mütter und Väter schon vor der Geburt Persönlichkeit und Glück ihres Kindes fördern können. Rogner und Bernhard, Berlin

World Health Organization – WHO (2014) WHO Statement, The prevention and elimination of disrespect and abuse during facility-based childbirth, 2014, Sept. 3rd: every woman has the right to the highest attainable standard of health, which includes the right to dignified, respectful health care. http://webcache.googleusercontent.com/search?q=cache:0_HYYJSEn5MJ:www.jsog.or.jp/international/pdf/WHO_Statement_FINAL_230914.pdf+&cd=3&hl=de&ct=clnk&gl. Zugegriffen am 22.10.2018

Sachverzeichnis

© Springer-Verlag GmbH Deutschland, ein Teil von Springer Nature 2019 **137**
H. Neumann, B. Maier, *Geburt positiv erleben*,
https://doi.org/10.1007/978-3-662-58375-3